AF592203

EXAMEN
D'UNE BROCHURE
QUI A POUR TITRE:
PROCÈS-VERBAUX
ET RÉFLEXIONS
A l'occasion de la Section de la Simphyse, &c.

PAR M. LAUVERJAT, Maître en Chirurgie de Paris, ancien Chirurgien-Major du Régiment National de Limoges, Professeur en l'Art & Science des Accouchements, &c. &c.

.... Vitam impendere vero.

A AMSTERDAM.

M. DCC. LXXIX.

A

SON EXCELLENCE

MONSIEUR LE CHEVALIER

ZÉNO,

AMBASSADEUR

DE LA SÉRÉNISSIME RÉPUBLIQUE

DE VENISE,

A LA COUR DE FRANCE.

ONSIEUR LE CHEVALIER,

J'abuserois de la permission qu'a bien voulu m'accorder VOTRE EXCELLENCE, *de mettre son nom à la tête de cet Opuscule, si elle me servoit à choquer votre modestie par une Dédicace en forme; mais ne craignez rien: la République célébre qui vous a choisi pour la re-*

présenter dans les Cours de l'Europe les plus brillantes, une haute naissance justifiée par les dons du cœur & humanisée par ceux de l'esprit, ces sujets d'éloges ont beau tenter ma plume, ma reconnoissance est sûre de la vôtre en vous les sacrifiant ; & le plaisir que j'aurois à vous louer céde à celui que vous fera mon silence. C'est donc bonnement au CHEVALIER ZÉNO, *à l'ami du vrai, que je dédie ce succint hommage rendu à la vérité : je n'en aurai jamais dit de plus grande, qu'en vous assurant que je suis avec un respect profond, & tout le zéle & le dévoûment inimaginables,*

MONSIEUR LE CHEVALIER,

DE VOTRE EXCELLENCE,

Le très-humble &
très-obéissant Serviteur,
LAUVERJAT.

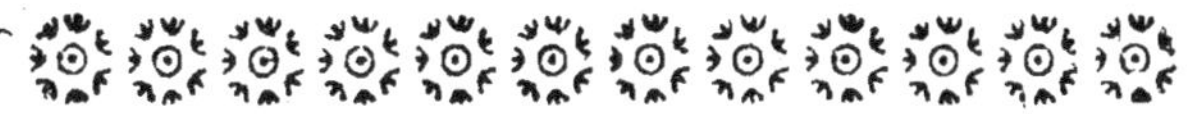

PRÉFACE.

TÉmoin de l'opération faite à la femme Vefpres, je ne demandois qu'à me taire fur ce qui l'a fait périr, elle & fon enfant. Je renfermois donc *in petto* les réflexions que me fourniffoit cette fcene tragique, lorfqu'une Brochure qui en dit trop, & laiffe beaucoup à dire, eft venu provoquer ainfi mon filence, j'ofe dire ma délicateffe. Son Auteur, s'il n'eft pas content de moi, n'aura de reproches à faire qu'à lui-même, puifque je ne lui aurai déplu qu'en le contredifant preuve en main, & d'après ce que j'ai vu comme lui. Pour moi, je n'ai rien à me reprocher; j'ai cru de mon devoir de chercher à déraciner la prévention dangereufe qu'a dû femer une telle Brochure : je ne me croirai même à ce fujet quitte envers le public, qu'après avoir prouvé dans un ouvrage que je compte publier dans peu, combien le fexe auroit de raifons folides de fe récrier fur cette opération : mon zéle fera payé de refte, fi je parviens à la rayer du nombre trop grand des maux qui affiégent ce fexe aimable.

Puiſſent ſatisfaire l'homme de l'Art les points de doctrine amenés dans le ſujet dont je vais l'entretenir : ſon ſuffrage, après le plaiſir de travailler au bien de l'humanité, ſera ma plus douce récompenſe.

EXPOSÉ

DE L'ÉTAT

DE LA FEMME VESPRES,

AVANT L'OPÉRATION.

LA femme Vefpres a joui d'une très-bonne fanté pendant fa groffeffe. Le 14 Novembre, veille de l'opération, elle fortît dans la matinée; peu de temps après qu'elle fût rentrée, elle reffentit les premieres douleurs de l'enfantement; elles furent fi légeres qu'elles ne l'empêcherent point de s'occuper dans l'intérieur de fa maifon, & de s'égayer avec plufieurs de fes voifines. Sur les onze heures les douleurs augmenterent : M. Sigault, qui devoit l'accoucher, fût mandé; il fe rendit auprès d'elle à minuit; il convoqua MM. Des-Effartz, Defcemet, Grandclas & Thouret, Médecins. La mere de la malade exigea qu'il y eût des Accoucheurs, & nous manda, M. Coutouly & moi. Lorfque nous fûmes tous réunis, nous procédâmes à l'examen du baffin de la femme Vefpres, & il fût arrêté que le baffin paroiffoit n'avoir que deux pouces & demi de la faillie du facrum à la Simphyfe des pubis.

Nous délibérâmes enfuite fur le parti qu'il y avoit à prendre pour terminer l'accouchement. Les avis furent partagés, ainfi que le prouvent les deux premiers procès-verbaux.

Procès-verbal des Accoucheurs avant l'opération.

» Nous fouffignés, Membres du College, & » de l'Académie Royale de Chirurgie, & Ac- » coucheurs, mandés par le nommé Vefpres, » le 15 Novembre 1778, à deffein de concou- » rir, par nos Confeils, à l'accouchement de fon » époufe, avons examiné ladite époufe, que » l'on nous a dit être enceinte, & à terme de » fon premier enfant. Le baffin nous a paru dif- » forme, & n'avoir que deux pouces & demi de » la faillie du facrum à la Simphyfe des pubis. » La faillie étoit portée plus du côté gauche » que du côté droit, ce qui rendoit la partie la- » térale droite plus évafée que la gauche. La » femme étoit en travail. C'eft en ce moment » que MM. Des-Effartz, Defcemet, Grandclas, » Thouret & Sigault nous ont engagé à pro- » noncer fur le moyen propre à la terminaifon » de l'accouchement, qui pût conferver la vie de » la mere & celle de l'enfant. Notre avis a été » que le moyen le plus convenable étoit l'opé- » ration Céfarienne, que toute autre pourroit » compromettre la vie de l'enfant. En foi de » quoi nous avons figné. COUTOULY, » LAUVERJAT. »

Procès-verbal des Médecins.

» Nous soussignés, Docteurs-Régents de la
» Faculté de Médecine de Paris, convenons de
» l'état du bassin, & sommes d'avis de la Section
» de la Symphise. SIGAULT. THOURET.
» GRANDCLAS. DESCEMET. DES-
» ESSARTZ, Doyen. »

Procès-verbal des Médecins & des Accoucheurs après l'opération.

» La Section de la Simphyse faite, M. Sigault
» a fait l'extraction de l'enfant par les pieds; elle
» a été très-difficile : l'enfant étoit bien vivant,
» & a remué très-sensiblement les doigts du
» pied lorsqu'ils ont été dehors : la tête a été
» retenue long-temps au détroit supérieur, & a
» éprouvé de grandes difficultés pour sortir ;
» elle avoit quatre pouces une ligne de grand
» diamétre, & trois pouces sept lignes de petit.
» L'enfant sorti a donné quelques signes de vie
» qui ne se sont pas soutenus long-temps. Il a
» été ondoyé ».

» L'accouchée ayant été mesurée par M. Si-
» gault en notre présence, elle s'est trouvée n'a-
» voir que deux pieds & demi de hauteur ; ses
» extrémités, tant supérieures qu'inférieures,
» ont été déformées dès l'enfance par le rachi
» tis, au point qu'elle n'a jamais marché qu'a-
» vec des béquilles ».

» La Section faite, MM. Grandclas, Cou-
» touly & Lauverjat ont porté, dans l'écarte-
» ment spontané qui en est résulté, deux doigts,

» l'index & le médius, qui ſe ſont trouvés avoir » une ligne ou deux de jeu. Les doigts de M. » Lauverjat, plus volumineux que ceux de M. » Coutouly meſurés, ont donné un pouce & » demi de largeur moins une ligne. DESCE- » MET. THOURET. SIGAULT. COUTOU- » LY. LAUVERJAT. »

Parallele des procès-verbaux, & de l'extrait qu'en a fait M. Sigault.

Si l'on en croit M. Sigault, ſes Ecrits ſont marqués au coin de la bonne foi. » *Tel ſera,* » dit-il, *je l'eſp re, le caractere de mon ouvrage* » *qui paroîtra inceſſamment : le public éclairé y* » *verra ſans doute avec ſatisfaction, rédigé par* » *la bonne foi & par l'exactitude la plus ſcrupu-* » *leuſe, l'examen d'une découverte que l'on a ju-* » *gée très-importante* (a) ».

Si on les compare avec les faits, l'on en portera un jugement bien différent : *Non ſemper ea ſunt quæ videntur ; decipit frons prima multos.* Ici la vérité ſi eſſentielle eſt regardée comme un vain fantôme, qu'il n'emploie qu'autant qu'il tourne à ſon profit : là des actes ſignés & tracés en préſence de perſonnes reſpectables, ſont à ſes yeux des êtres imaginaires, dès qu'ils lui ſont défavorables : par-tout les Ecrits ſont défigurés, les faits entierement dénaturés. Il dément juſqu'à ſa ſignature ! Des prétextes abuſifs lui ſervent de faux-fuyants : toute ſa marche eſt celle

(a) *V.* pag. 7 de ſon Diſcours ſur les avantages de la Section.

d'un homme qui défend une mauvaise cause ; mais il se trompe en se croyant à couvert : je le suivrai dans ses retranchements ; je dévoilerai ses ruses, & je le vaincrai avec ses propres armes.

M. Sigault a avancé que *les deux premiers procès-verbaux avoient été rédigés par MM. Des-Essartz Doyen, Grandclas, Descemet, Thouret, Médecins, & par MM. Coutouly & Lauverjat.*

Pourquoi M. Sigault ne dit-il pas qu'il étoit présent ? Son absence est apparemment nécessaire à ses vues. D'ailleurs, il a donc déjà oublié que ces procès-verbaux ont été faits sans une participation mutuelle ; que celui des Accoucheurs n'a été communiqué par eux aux Médecins qu'après avoir été signé & paraphé, & que ceux-ci en ont agi de même envers les premiers. Le public éclairé décidera aisément que des avis contraires n'ont pu être rédigés par les Parties, & que les Accoucheurs, luttant de vive voix & par écrit, contre la Section préméditée par les Médecins, il étoit impossible que les Consultants fussent d'accord. Les deux premiers procès-verbaux n'ont donc pas été rédigés par les Médecins & les deux Accoucheurs, comme l'a avancé M. Sigault.

» *Le bassin*, dit-il, *a paru très-difforme ; la » partie latérale droite étant plus évasée que la » gauche, dont la cavité étoit resserrée par la rentrée d'une des branches du pubis, le diamétre » antérieur a été estimé n'avoir que deux pouces » & demi* ».

On lit dans notre procès-verbal : » Le bassin » nous a paru difforme, & n'avoir que deux » pouces & demi de la saillie du sacrum à la » Simphyse des pubis. La saillie étoit portée » plus du côté gauche que du côté droit, ce qui » rendoit la partie latérale droite plus évasée » que la gauche ».

Quelle différence entre l'exposé de M. Sigault & le nôtre ! Pourquoi ce Médecin a-t-il tant éloigné *paroître* & *n'avoir*, qui sont unis dans notre procès-verbal ? Nous laissons à juger son intention, qui a sans doute été de nous faire prononcer affirmativement que le diamétre antérieur du bassin avoit deux pouces & demi, & de donner à entendre que nous en avions seulement présumé la difformité. Mais celui qui fera la moindre attention à notre exposé sera convaincu du contraire ; il y verra que nous avons réuni *paroître* & *avoir*, parce qu'ainsi ils ne caractérisent jamais l'affirmation, mais seulement la présomption : il sera persuadé, par le détail que nous avons fait des difformités du bassin, qu'elles nous étoient parfaitement connues. Au reste, M. Sigault oseroit-il nier que nous lui ayons dit à lui-même, ainsi qu'à ses Confreres, que le doigt n'étant pas toujours un interpréte fidele des dimensions du bassin, celles que nous assignions ne devoient pas être regardées comme infaillibles, mais comme suffisantes pour bien asseoir un jugement sur le moyen de terminer l'accouchement le plus heureusement possible. Il nous restoit, il est vrai, la ressource de porter la main dans l'excavation pour prendre des notions plus exactes des dimenſions du Baſſin; mais elle n'étoit permiſe qu'à M. Sigault qui devoit opérer : il l'a négligée, j'ignore par quel motif.

M. Sigault, toujours diſcret ſur ce qui ne tend point à ſes vues, ſupprime ici la moitié de notre procès-verbal.

» La femme, y eſt-il dit, étoit en travail ».

Cette circonſtance devoit-elle être tronquée? N'étoit-elle pas eſſentielle pour nous mettre à l'abri du reproche que les perſonnes de l'Art pourroient nous faire, celui de n'avoir point aſſez examiné le baſſin, pour en énoncer au juſte les dimenſions? On ſait qu'en cet inſtant il n'eſt pas poſſible de mettre en uſage tous les moyens permis pendant la groſſeſſe; que les membranes bombent, & que celles qui exiſtoient étant minces, nous devions éviter tout ce qui pouvoit les rompre, en ce que leur rupture eût indiſpenſablement ajouté aux difficultés de l'accouchement ce dont on n'auroit pas manqué de profiter; car on tire parti de tout. Le fait eſt qu'on ne ceſſoit de nous prévenir de cette circonſtance, avis dont nous n'avions pas beſoin.

Notre procès-verbal dit encore : » C'eſt en ce » moment (celui du travail) que MM. Des-Eſ» ſartz, &c. nous ont engagés à prononcer ſur » le moyen le plus propre à la terminaiſon de » l'accouchement, pour conſerver la vie de la » mere & celle de l'enfant. Notre avis a été que » le moyen le plus convenable étoit l'opération » Céſarienne; que toute autre pourroit expoſer » la vie de l'enfant ».

M. Sigault n'a pas cru devoir faire mention de

cet avis ſalutaire, donné par les deux Accoucheurs aux Médecins Conſultants; il fait cependant la baſe de notre procès-verbal, ſert à prouver la juſteſſe de notre pronoſtic, & à juſtifier l'intégrité de la conduite que nous avons tenue dans cette affaire délicate. On y voit que ces mots: » Toute autre opération pourroit expoſer la vie de l'enfant » portoient ſpécialement ſur le danger de la Section de la Simphyſe, dans le cas en queſtion. Les Conſultants d'ailleurs ſont trop équitables pour diſconvenir que, lorſqu'ils nous demanderent notre ſentimennt ſur cette opération, nous leur répondîmes nettement qu'en général elle étoit dangereuſe, & qu'elle pouvoit devenir meurtriere alors : nous l'avons écrit & ſigné. Pouvions-nous mieux nous oppoſer au double ſacrifice qui a été fait? Voilà pourtant ce que M. Sigault ſe permet de taire, & c'eſt d'après un pareil expoſé qu'il oſe attendre un jugement! Nous eſpérons que le public, ſon juge & le nôtre, voudra bien ne prononcer qu'après nous avoir entendus.

Il a également ſupprimé le procès-verbal ſuivant, ſigné de lui & des Médecins Conſultants.

» Nous ſouſſignés Docteurs - Régents de la » Faculté de Médecine de Paris, convenons de » l'état du baſſin, & ſommes d'avis de la Section » de la Simphyſe. SIGAULT, THOURET, » GRANDCLAS, DESCEMET, DES- » ESSARTZ, Doyen.

La ſuppreſſion de ce procès-verbal lui étoit apparemment auſſi néceſſaire, que celle de la moitié du nôtre. Par elle la conteſtation des Accoucheurs & des Médecins sur le choix de l'opération, se trouve adroitement éludée. Le public ne sait point que les Accoucheurs, certains du péril auquel les deux Etres étoient exposés par la Section de la Simphyse, l'avoient rejettée, & proposé l'opération Césarienne; que les Médecins au contraire, méconnoissant l'insuffisance & le danger de la premiere opération, se sont constamment refusés à la derniere. On sera étonné qu'ils aient tenu opiniâtrement au sentiment de M. Sigault, même après un examen réfléchi du bassin de la femme Vespres : car tous ont fait, en notre présence, les mêmes perquisitions que nous. On ne sera pas moins surpris d'apprendre que M. Sigault, qui avoit dû pendant la grossesse mettre tout en usage pour s'assurer de la grande difformité de ce bassin, qui l'a de nouveau examiné avec nous, loin de se désister du projet qu'il avoit concerté, ait répondu alors à M. Grandclas, avec toute la sécurité d'un homme déjà victorieux, qu'il étoit certain du succès de son opération. Quelle satisfaction n'eût-ce pas été pour nous de le voir réaliser sa promesse ! Deux cadavres, hélas ! ont résolu le problême, & n'ont que trop démontré lequel des deux avis auroit dû prévaloir. *Felices essent artes, si de illis soli artifices judicarent.* Mais oublions, s'il se peut, ce triste événement, & suivons M. Sigault dans sa transition subite de la moitié de notre procès-verbal, à celui qui a été dressé après l'opération.

» La Section de la Simphyse faite, M. Sigault a fait l'extraction de l'enfant par les pieds;

» elle a été très-difficile : l'enfant étoit bien vi-
» vant, & a remué très-ſenſiblement les doigts du
» pied lorſqu'ils ont été dehors : la tête a été rete-
» nue long-temps au détroit ſupérieur, & a éprou-
» vé de grandes difficultés pour ſortir ; elle avoit
» quatre pouces de grand diamétre, trois pou-
» ces ſept lignes de petit. L'enfant a donné quel-
» ques ſignes de vie qui ne ſe ſont pas ſoute-
» nus long-temps. Il a été ondoyé.

L'extrait de M. Sigault porte : » *L'opération* » *pratiquée, l'extraction de l'enfant a été faite par* » *les pieds* ». Il lui a plu de ſupprimer *qu'elle a été très-difficile.* Je ne le lui reproche pas, pour éviter les redites. Je paſſe encore ſur ce qu'il a omis : *L'enfant étoit bien vivant, & a remué très-ſenſiblement les doigts du pied lorſqu'ils ont été dehors.* Ces mots cadreroient trop peu avec ceux qu'on lit page 14 & 15, & il a été de ſa prudence de les étouffer. En effet, prononcer, page 2, *que l'enfant étoit bien vivant*, & affirmer, page 14 & 15, *que l'on n'a pu, quelques précautions que l'on ait employées, réuſſir à lui conſerver une vie trop foible, & déjà preſque éteinte par les altérations reçues dans le ſein de ſa mere ;.... que l'enfant fortement ſerré de toutes parts, végétoit à peine dans le ſein de ſa mere*, ce ſeroit évidemment ſe contredire ſoi-même, ce qu'a eû ſoin d'éviter M. Sigault par ſon omiſſion.

Des Rigoriſtes ſoutiendront peut-être qu'il eſt révoltant de le voir, à ſon gré, tronquer des phraſes eſſentielles, fouler aux pieds les choſes les plus ſacrées, abuſer & trahir la crédu-
lité

lité publique, employer enfin mille détours pour expoſer l'humanité entiere à une opération auſſi dangereuſe qu'inutile. Pour moi, loin de le traiter auſſi ſévérement, je penſe avec lui, qu'aux dépens de qui il appartient, & de tout ce qui exiſte, il doit, pourſuivant ſa glorieuſe entrepriſe, tromper les ſages, (pour un inſtant) les ſots & les aveugles, (pour toujours) & donner pour ainſi dire, à la raiſon même, la torture de l'opération qu'il exerce.

» *La tête*, dit-il, *retenue quelque temps au* » *détroit ſupérieur, a éprouvé des difficultés pour* » *ſortir.*

Ici il ſubſtitue *quelque-temps* à *long-temps* : il trouve auſſi plus coulant d'écrire *des difficultés*, que *de grandes difficultés.* Au reſte, nulle inquiétude avec lui, il ſe dément auſſi-tôt ſoi-même.

» *Et l'accouchement que j'ai terminé ſeul, n'a* » *duré que quelques minutes.*

Qu'eût-ce été, s'il n'eût pas retranché de notre procès-verval les mots *long-temps*, & *grandes*, qui entraînent néceſſairement après eux l'idée d'un temps plus long que ceux qu'il leur a ſubſtitués ?

» *L'enfant a vecu plus d'une demi-heure.*

M. Sigault peut-il en être crû? Lui qui a ſigné : *l'enfant ſorti, a donné quelques ſignes de vie qui ne ſe ſont pas ſoutenus long-temps ;* lui à qui nous avons dit, ainſi qu'à tous les Conſultants, que ce n'étoit que par honnêteté, & pour éviter toute diſcuſſion, que nous leur accordions ces mots, *quelques ſignes de vie :* de plus, ils ne doivent pas ignorer que la compaſſion ſeule nous les leur a fait accorder; le cas malheureux où ils ſe trouvoient, la douleur dont ils étoient pénétrés, & que nous partagions, la fuite de deux Confreres confus, tout ſembloit exiger de nous ce ſentiment ſi cher aux ames ſenſibles. Au reſte, ils ſavent que l'enfant n'a donné d'autre ſigne de vie, que quelques palpitations de cœur, qui n'étoient, ſans contredit, que les triſtes reſtes d'une vie déjà éteinte, & non les avant-coureurs d'une exiſtence prochaine. Si nous euſſions été moins honnêtes, comme nous aurions profité de tout l'avantage que nous avions alors !

» *L'enfant a été ondoyé.*

Cette remarque qui ne ſe trouve qu'à la fin du procès-verbal, pourroit induire en erreur, & donner à penſer que l'enfant n'a été ondoyé qu'après ſa ſortie totale. Je crois devoir, à cet égard, détromper le public, en lui faiſant part de notre exactitude à ondoyer cet enfant dès que le premier pied a été ſorti, toutefois après avoir eu l'attention de faire remarquer à tous les Aſſiſtants qu'il étoit alors bien vivant.

Quelques notes de l'Auteur de l'extrait des procès-verbaux, portent *qu'une petite fille de trois ans, de taille ordinaire, comparée à cette femme* (la femme Veſpres) *avoit un pouce de plus de hauteur.*

Pourquoi ce pléonaſme ? Le procès-verbal porte trente pouces. Eſt-il bien étonnant qu'un enfant de trente & un, ait un pouce de plus que la femme Vefpres? On voit que notre Auteur n'oublie de dire que ce qu'il faut.

» *Son enfant*, dit-il, *ayant été mefuré, on a* » *reconnu qu'il avoit vingt pouces de haut; fa* » *tête offroit beaucoup de confiftance & de fo-* » *lidité : ces circonftances avoient été omifes dans* » *le procès-verbal ci-deffus.*

La feule obligation que nous ayons à M. Sigault, c'eft d'avoir retracé ici ces circonftances que nous nous reprochions beaucoup d'avoir omifes, ainfi que quelques autres dont il fera fait mention. En effet elles démontrent la forte conftitution de l'enfant, l'intégrité de la fanté dont il a joui jufqu'à l'inftant où il eft devenu la victime de l'enthoufiafme & de la prévention : & puis n'établiffent-elles pas que l'enfant de la femme Vefpres n'a point (quoi qu'en dife M. Sigault, page 12.) *participé, fur les derniers temps de la groffeffe, aux altérations des organes qui le renfermoient*, altérations purement imaginaires? Qu'on eft à plaindre d'avoir à plaider une même caufe fous différents points de vue ! Ici M. Sigault avoit befoin d'appeller à fon fecours la vigoureufe conftitution de l'enfant, pour faire valoir l'utilité de la Section : je veux dire qu'il falloit affurer le public, dût-on le tromper, que la terminaifon de l'accouchement étoit l'ouvrage de la Section feule, & non celui de la diminution du volume de la tête. Là, pour fe difculper de la perte de l'enfant, il falloit affirmer, quoiqu'il l'ignorât, & qu'il ait été démenti par le fait, que cet enfant avoit souffert dans le sein de sa mere, & qu'avant l'opération *sa vie étoit déjà trop foible, & presqu'éteinte.* (a)

Que ne gaze-t-il mieux ses contradictions ?

» *Je n'ai vu, continue M. Sigault, cette femme, pour la premiere fois, qu'au cinquieme mois de sa grossesse.*

C'en étoit plus qu'il ne falloit, Monsieur, pour prendre des précautions, & veiller de plus près à la sûreté des deux êtres qui vous étoient confiés.

» *Ses membres* (de la femme Vespres) *avoient été déformés par le rachitis : elle n'a jamais marché qu'avec des béquilles.*

Cet état, que vous n'avez point assez envisagé, vous donne un tort de plus.

(a) *V.* page 24.

PROCÈS-VERBAL

De l'ouverture du Cadavre, & Réflexions sur sa teneur.

» A La premiere inspection les bords de la » plaie étoient écartés l'un de l'autre d'un pouce » juste : cette plaie étoit ovale ; son grand dia- » métre étoit de deux pouces.

» La distance des pubis étoit d'un pouce ; » le droit étoit saillant, le gauche étoit com- » me retiré en arriere : cette difformité a été » attribuée à l'obliquité causée par la mau- » vaise configuration de tout le bassin.

» La plaie étoit livide, & blafarde infé- » rieurement ; supérieurement elle avoit con- » servé sa couleur naturelle.

» La partie de la vessie, qui se présentoit à » l'ouverture supérieure de la plaie, étoit blan- » che, ridée dans son milieu, sans lésion à » l'extérieur.

Les Médecins & Chirurgiens d'Arras ont publié de concert un excellent Mémoire sur la Section de la Simphyse ; il y est fait mention du premier de ces accidents, uniquement causés par cette opération douce, annoncée par M. Sigault *simple, point douloureuse.*

Personne n'avoit encore jetté les yeux sur la sortie de la vessie, accident aussi redoutable que difficile a éviter. Les pubis n'ont pas été plutôt séparés que ce viscere en a rempli tout le vuide, ce qui a duré jusqu'à la mort, malgré les moyens qu'on a employés, puisque, selon l'exposé ci-dessus, la vessie se présentoit à l'ouverture supérieure de la plaie lors de l'ouverture du cadavre.

Au lieu de *blanche* & *ridée*, l'on auroit dû dire que l'état de la vessie étoit une suite de la suppuration putride qui l'avoit affectée depuis l'opération. M. Sigault peut mieux que personne affirmer que cet état a eu lieu : il doit se rappeller que le lui ayant fait remarquer, la veille de la mort de la femme Vespres, il me répondit tranquillement *qu'elle s'exfolieroit.* J'avoue que je fus surpris de sa fermeté dans cet instant périlleux : *Impavidum ferient ruinæ.*

» Avant de faire l'ouverture de l'abdomen, » le bassin a été resserré au moyen d'une san» gle portée sur toute la circonférence du bas» sin, & arrêtée sur l'endroit de la Section » même.

C'est en quoi M. Sigault a été le plus exact, ainsi qu'à maintenir les os des îles, particulierement le droit qui vacilloit dès que la sangle ne les a plus assujettis.

» Le cadavre ayant été retourné, la four» chette a été vue déchirée, & le déchire» ment étoit prolongé superficiellement jus» qu'à trois lignes de la marge de l'anus, & » l'intérieur de la fourchette étoit vraiment » gangréné de la profondeur d'un pouce, & » le reste d'un livide brun : la marge de la levre

» gauche étoit d'un rouge vif; la droite, noire » en totalité.

Quelle déchirure ſuperficielle, que celle qui offre une gangrene de la profondeur d'un pouce ! Quelle déchirure ſuperficielle de la fourchette, que celle qui ſe prolonge juſqu'à trois lignes de la marge de l'anus ! Et le périnée, dont on ne dit rien, étoit-il intact ? Que ne nous a-t-il été poſſible de réprimer ces cruelles erreurs !

» *Le bas-ventre ouvert, le colon a paru très-» diſtendu, & l'épiploon fort mince, ſans veſti-» ge de graiſſe ni d'inflammation; les inteſtins » grêles peu diſtendus.*

Je lis dans l'Original : » Les téguments cou-» pés & abaiſſés, rien d'extraordinaire. L'arc » du colon a paru très-diſtendu, & l'épiploon » dépourvu de graiſſe; les inteſtins grêles de leur » volume ordinaire.

Juſqu'ici j'avois cru bonnement que la fonction d'un rédacteur ſe bornoit à mettre par ordre, & en peu de mots, le fond d'un écrit quelconque, & à n'en retrancher que l'inutile. Aujourd'hui M. Sigault nous deſſille furieuſement les yeux ! Petit deſpote, il coupe, taille, rogne, tronque, ſupprime, ajoute à ſon gré : le tout pour les gloire & profit de lui Monſieur Sigault.

Pourquoi a-t-il retranché ces mots *rien d'extraordinaire*, que l'on verra bientôt qui ſont eſſentiels ? Pourquoi, parlant de l'épiploon, a-t-il ajouté, *ſans inflammation*, qui n'eſt point dans l'original ? Pourquoi a-t-il inſéré *les inteſtins grêles peu diſtendus*, tandis qu'on lit dans l'Original *les inteſtins grêles de leur volume ordinaire*? Il auroit dû plutôt nous prévenir qu'il vouloit faire à ſa guiſe un autre procès-verbal, & non s'annoncer comme le rédacteur du nôtre.

» Tous les autres viſceres dans l'état ordi» naire; la partie poſtérieure du péritoine dans » l'étendue des trois dernieres vertebres lom» baires, & ſuivant la deſcente du rectum, de » couleur livide.

» La matrice portoit dans ſa partie la plus » large quatre pouces trois lignes, ayant face » antérieure & poſtérieure de couleur blanche; » le bord latéral gauche externe de ſon fond, » un peu phlogoſé; la face poſtérieure à ſes » parties latérales droite & gauche, verdâtre; » les ovaires dans l'état naturel; les ligaments » larges; les trompes verdâtres, d'un rouge » brun, du côté droit.

M. Sigault ſe permet, avec ſon exactitude ordinaire, de ſupprimer: *les deux parties latérales inférieures & antérieures de la matrice, verdâtres.*

» Un foyer de pus gris foncé, *régnoit dans » le tiſſu cellulaire voiſin de la foſſe iliaque.* » (On en ſuivra ci-après l'étendue).

A chaque inſtant la patience échappe avec un pareil rédacteur. Le procès-verbal porte: » Un foyer de pus gris foncé dans la foſſe ilia» que gauche ». Notre rédacteur le borne au *tiſſu cellulaire voiſin de la foſſe iliaque.* Que doit penſer le public d'un homme qui lui en impoſe ſur un fait ſuſceptible d'être atteſté par cinquante témoins de l'ouverture du cadavre, qui ont vu; qu'ayant ſenti de la fluctuation dans la propre ſubſtance des muſcles pſoas & iliaque, j'ai engagé à y porter le biſtouri, ce qui a fait ſortir une très-grande quantité de pus ſanieux, que, par parantheſe (les Médecins ont obſtinément nommé *gris foncé*, contre l'avis de tous les Chirurgiens)? Cette circonſtance a même dû faire époque dans l'aſſemblée, puiſqu'elle a valu, de la part de Me. A. L. R. Médecin, une ſorte de querelle à Me. Laſſus, Chirurgien des Dames de France (homme diſtingué dans ſon Art) parce qu'il ſoutenoit que le pus étoit vraiment ſanieux. Le plus honnête céda, & ce fût Me. de Laſſus, qui, pour éviter de nouveaux déſagréments, ſe détermina à garder un ſilence profond tout le reſte de la Séance : pluſieurs en firent autant, & de là des négligences infinies ſur des objets eſſentiels.

» La partie latérale gauche, & la moitié de » la veſſie, étoient altérées & verdâtres.

Cet état de la veſſie confirme celui qu'elle avoit pendant la maladie de la femme Veſpres, & que j'ai annoncé plus haut, c'eſt-à-dire, une altération gangréneuſe; car les gens de l'Art ne ſeront ſûrement pas dupes du mot *VERDATRE*, qui remplace par-tout celui de gangreneux, grace à la condeſcendance des Chirurgiens pour les Médecins qui tenoient encore à cette expreſſion.

» Le col de la veſſie, le méat urinaire, & la » veſſie elle-même, ont été démontrés intacts » par le ſuccès complet de l'inſufflation,

Quoiqu'il y ait ici ſubſtitution de mots, arrangement différent de la phraſe, cela ne nous a pas paru aſſez répréhenſible pour nous en occuper. Le Chirurgien ſentira aiſément que le total de la veſſie ne pouvoit être intact, puiſqu'il eſt dit ci-deſſus *altéré & verdâtre*, & il doit entendre ſeulement, par cette remarque des Médecins, que la veſſie n'avoit point été percée comme celle de la femme Souchot.

» Le corps de la matrice très-ſain.

Il ne m'a pas paru tel ; je l'ai fait obſerver, mais à tort, car il a fallu céder aux Médecins. Malgré tout, on verra dans un inſtant que j'avois raiſon.

» La membrane interne, molle, ſe déchirant » aiſément, couverte d'un enduit ſanguinolent, » ſpécialement à l'endroit de l'adhérence du pla- » centa.

J'ai fait remarquer une deſtruction évidente de la propre ſubſtance de la matrice à ſa partie moyenne interne & latérale gauche. Les Médecins n'en ont jamais voulu convenir.

» Dans la partie latérale gauche & inférieure, » on a obſervé une deſtruction évidente de ſa » ſubſtance, qui, pourſuivie, deſcendoit juſ- » qu'au col de la matrice. L'introduction du » ſtilet a démontré une communication avec le » foyer ci-deſſus, lequel s'étendoit ſupérieure- » ment juſqu'au haut du rein.

Quatre choſes doivent être obſervées ici.

La premiere, la deſtruction évidente de la ſubſtance de la matrice en ſa partie latérale gauche.

La ſeconde, l'étendue de cette deſtruction juſqu'au col de la matrice.

La troiſieme, la communication de la partie détruite de la matrice avec le foyer de pus ſanieux, dit *gris foncé*.

La quatrieme, la continuité du foyer de la cavité iliaque juſqu'au rein.

1°. La deſtruction dont il eſt fait mention ici, cadre aſſez bien avec celle dont j'ai parlé ci-deſſus, ſur laquelle il a plu de garder le ſilence dans le procès-verbal : elle fait voir ce qu'a ſouffert la matrice pendant l'extraction de l'enfant, & les violens efforts qu'il a fallu exercer ſur celui-ci, pour occaſionner un pareil accident, qu'on ne peut s'empêcher de reconnoître pour la ſuite de la compreſſion, de la contuſion, de l'engorgement, de l'inflammation, de la gangrene enfin qui en eſt réſultée, & qui a opéré la deſtruction évidente de la ſubſtance de la matrice.

2°. L'étendue de cette deſtruction juſqu'au col de la matrice.

Si l'on en croit l'expoſé ci-deſſus, *le corps de la matrice étoit très-ſain.* Cela poſé, cette deſtruction évidente ne devroit pas être, ou devroit ſeulement attaquer le col. Mais il eſt poſitivement dit : *dans la partie latérale gauche & inférieure, on a obſervé une deſtruction évidente de la ſubſtance de la matrice, qui, pourſuivie, deſcendoit juſqu'au col.* La deſtruction étoit donc au-deſſus du col ? Mais immédiatement au-deſſus du col, c'eſt le corps de la matrice. La ſubſtance du corps de la matrice étoit donc évidemment détruite ? Plus haut *le corps de la ma-*

trice étoit très-sain. Que le public juge actuellement si j'avois tort.

3°. La communication de la partie détruite avec le foyer de pus.

Cette communication étoit établie au moyen d'un trou considérable à la partie inférieure du corps de la matrice, dont le sphacele avoit détruit la substance ; & c'est, je l'atteste, cette partie qu'a le plus fortement comprimé la tête de l'enfant, que M. Sigault s'étoit violemment efforcé d'extraire.

4°. La continuité du foyer jusqu'au rein.

Cette continuité qui partoit de la fosse iliaque, n'existoit qu'en occupant les muscles iliaque & psoas : or ce dernier s'étendant de cette cavité jusques vers le rein, le foyer, qui intéressoit toute sa substance, devoit avoir cette étendue, qui, si l'on en croit M. Sigault, page 4, *ne régnoit* pourtant *que dans le tissu cellulaire voisin de la fosse iliaque.*

» Du côté droit de la matrice, le long du » muscle psoas, une échimose qui se propa» geoit jusques dans la fosse iliaque.

M. Sigault dira, dans un instant, que cette échimose avoit été disposée pendant toute la grossesse : aura-t'il raison ? Je ne le pense pas.

» Le vagin étoit gangréné de couleur noire.

Gens de l'Art, remerciez ceux qui vous apprennent que la gangrene est noire !

» Et plus en mortification (*le vagin*) que » toute autre partie.

Entre deux parties, dont l'une est *gangrénée*, & l'autre *plus en mortification* : en Chirurgien, je vois la feconde fphacélée. Hé! bien, il n'a jamais été poffible de décider les Médecins à prononcer *fphacéle* : on eût dit qu'ils craignoient d'en devenir affectés en le prononçant.

» La portion antérieure (du vagin) étoit moins affectée que la poftérieure.

On trouve dans le procès-verbal, *un peu* moins affectée que la poftérieure.

Millieme inexactitude à laquelle nous ne nous arrêtons pas! Que les autres ne font-elles d'auffi peu de conféquence!

» L'intervalle réel de la Simphyfe au facrum, ou » diametre antéro-poftérieur du détroit fupérieur, » le cadavre non difféqué, étoit d'un pouce dix » lignes, les parties molles enlevées, d'un pouce » onze lignes & demie.

» Les parties étant à nu, le diamétre tranfver- » fal avoit quatre pouces quatre lignes. La cavité » cotiloïde gauche, formoit en dedans une fail- » lie qui ne laiffoit entr'elle & la partie moyen- » ne du facrum qu'un pouce; la corde tirée » de cette protubérance, à l'extrémité droite du » diamétre tranfverfal, n'étoit que de trois pou- » ces fept lignes.

» La Simphyfe poftérieure droite étoit re- » couverte de fon périofte intact, détaché de » la furface de l'os dans une longueur d'environ » fept lignes; les deux os étoient défunis, dans leur » partie antérieure, de la profondeur d'environ » une ligne. La Simphyfe poftérieure gauche, un » peu mobile; le périofte entier & point dé- » taché.

» L'angle des pubis, partie inférieure, étoit

» de quatre-vingt quatre dégrés ; il y avoit deux » pouces ſept lignes entre les deux tubéroſités » des os iſchium, les pubis rapprochés.

» La diſtance de la Simphyſe ſacro-coexigiene » à celle des pubis, étoit de trois pouces neuf » lignes.

» A un pouce & demi d'écartement des pu- » bis, on a eu, depuis la partie antérieure & » moyenne de la baſe du ſacrum, juſqu'au pu- » bis gauche, un pouce onze lignes. M. Sigault a oublié, *& juſqu'au pubis droit deux pouces trois lignes.*

M. Sigault mérite donc une fois nos compliments ſur ſon exactitude ; il eſt vrai qu'il a cru pouvoir en tirer parti. Quand pourrons-nous le louer ſans reſtriction ?

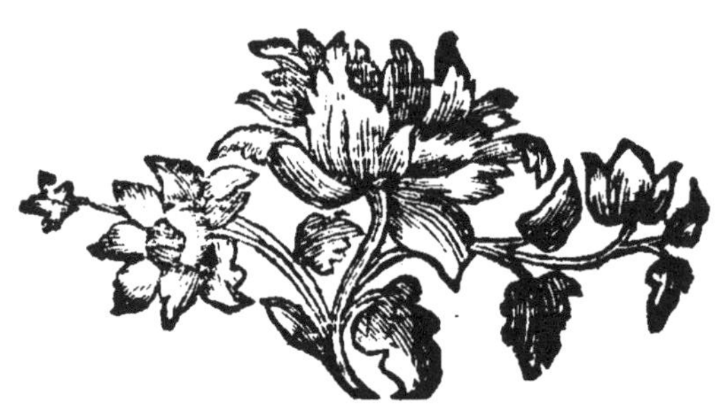

RÉFLEXIONS

De M. LAUVERJAT, en réponse à celles de M. SIGAULT.

» *CEtte nouvelle épreuve de la Section de la*
» *Simphyse*, dit M. Sigault, *sur un sujet aussi*
» *disgracié de la nature dans sa conformation,*
» *devient de la plus grande importance pour les*
» *progrès de l'Art, & les intérêts de cette opéra-*
» *tion nouvelle, par la nature des résultats qu'elle*
» *a présentés.*

Ce n'est que sur des cadavres & sur des animaux qu'on doit se permettre des épreuves: il étoit réservé à celles de ce Médecin, non de tirer les morts de leurs tombeaux, mais d'y précipiter les vivants. D'un autre côté, quoi de plus propre à faire fructifier l'Art, & à étayer une opération, que de voir périr, sous le fer de l'Opérateur, les Etres qui y sont soumis? Qui peut, mieux que des cadavres, prôner l'opération qui les a faits?

» *L'ouverture du cadavre a fait connoître les*
» *véritables dimensions du bassin.*

Cela devoit être.

» *Et il est demeuré constant que la tête de l'en-*
» *fant volumineuse, & en même-temps très-peu*
» *compressible, a passé à travers un bassin de*
» *moins de deux pouces de diamétre, & dailleurs*
» *horriblement déformé.*

Il eſt conſtant que la tête de l'enfant qui (avec votre permiſſion) n'avoit que le volume ordinaire de celle des enfants de neuf mois bien conſtitués, & bien portants, a paſſé à travers un baſſin qui avoit moins de deux pouces avant là Section, & qui étoit, comme vous le dites, horriblement déformé. Qu'annonce cette tirade? Rien de vrai.

» *Sans avoir occaſionné*, dites vous, *aucun dé-*
» *chirement aux Simphyſes poſtérieures, ſans*
» *avoir préſenté les plus legers indices de con-*
» *tuſion ſur le crâne, & ſans que l'on ait em-*
» *ployé, pour extraire l'enfant, des efforts aucu-*
» *nement comparables à ceux qu'exercent très-*
» *fréquemment les Accoucheurs en tirant l'enfant,*
» *ſoit par les pieds, ſoit par le forceps.*

M. Sigault affirme que le paſſage de la tête n'a occaſionné *aucun déchirement aux Simphyſes poſtérieures.* A-t'il lû cette phraſe? Non; autrement il eût ſubſtitué au mot *déchirement*, celui de déſunion, de ſéparation.

Il obſerve que *quelques perſonnes mal intentionnées ont néanmoins oſé répandre publiquement que les Simphyſes poſtérieures avoient été déchirées.*

Je ne ſuis point mal intentionné, je ne veux que le bien, & ne dis que la vérité. Oui, j'ai oſé répandre publiquement que les Simphyſes poſtérieures avoient été non *déchirées*, mais déſunies, & que les os du baſſin déſarticulés étoient vacillants: je ne me rétracte point, j'y étois, *quod vidi teſtor.*

» *Cette aſſertion*, continue M. Signault, *dictée*

par

» *par la mauvaiſe foi, eſt démontrée fauſſe par le*
» *procès-verbal, dans lequel il eſt dit que les*
» *Simphyſes étoient intactes & mobiles ſeulement,*
» *ainſi qu'on l'obſerve toujours dans les cadavres*
» *de femmes mortes en couche.*

Quoique je conſerve ici mon ſang froid, je ne puis m'empêcher de dire que tout homme qui taxe de mauvaiſe foi des gens vrais & honnêtes, & qui, pour le prouver, ne craint point de violer auſſi évidemment la franchiſe & la vérité, mérite de voir retomber ſur lui, comme dans ſon centre, le poids terrible du reproche qu'il fait injuſtement aux autres. Non, Monſieur, il n'eſt point dit dans le procès-verbal *que les Simphyſes étoient intactes*; on y lit au contraire, & vous l'avez ſigné, *que les deux os de la droite étoient déſunis, & que ceux de la gauche étoient mobiles*.

Des Simphyſes, dont les os ſont *déſunis* ou *mobiles*, ſont-elles intactes? Voilà de vos vérités, Monſieur; à chaque pas vous m'aidez à prouver que ce n'eſt pas moi qui ſuis de mauvaiſe foi. Comment avez-vous pu imprimer des aſſertions qui ſe démentent auſſi formellement, & préférer ſans rougir le parti d'inculper les autres, à celui de convenir de vos torts, avec cette loyauté qui caractériſe l'homme honnête?

On ſera ſtupéfait d'apprendre que les Simphyſes ſacro-iliaques n'aient été examinées que très-ſuperficiellement, tandis qu'elles ont toujours été la matiere principale des controverſes qui ſe ſont élevées parmi les perſonnes de l'Art. Le procès-verbal prouve & je démontrerai le peu d'attention qu'on y a fait.

Le périoste, y est-il dit, *étoit détaché de la surface de l'os d'environ sept lignes.*

Peut-on concevoir une séparation de sept lignes du périoste, sans être obligé d'admettre un écartement de l'os des îles & du sacrum, de cette étendue. Le croira-t-on? L'on s'est borné à introduire, dans la séparation des os, la pointe d'un scalpel, & c'est d'après cette ridicule expérience qu'on prononce que les deux os étoient désunis, dans leur partie antérieure, de la profondeur d'environ une ligne. Notez qu'en cet instant M. Sigault tenoit l'os des îles fortement appliqué contre le sacrum. Je l'ai vu, je ne m'en suis point imposé, je n'en impose à personne. Bien plus, les muscles psoas, iliaques, & les fessiers, retenoient encore les os des îles, & le sacrum : malgré ces puissances, ces os vacilloient; M. Sigault en convient lui-même. *Les Simphyses*, dit-il, *étoient mobiles seulement.* Avouer que les Simphyses étoient mobiles, c'est convenir que les os étoient vacillants. Que notre Médecin en pense ce qu'il voudra, je sais le jugement équitable que le public portera à cet égard. Mais les gens de l'Art ne seront-ils pas de mon avis? Ne voudroient-ils pas que pour terminer un objet essentiel de contestation, celui de la séparation ou non séparation des Simphyses sacrées, l'on eût enlevé avec précaution le périoste, dans toute l'étendue de ces Simphyses, afin d'examiner l'état de la substance qui les unit, & celui des ligaments qui les maintiennent? N'auroit-il pas fallu enlever tous les muscles dont j'ai parlé, afin de voir si les os du bassin n'étoient plus maintenus que par eux & le périoſte, ou en même-temps par leurs ligaments? Mais ces recherches, néceſſaires en général, devenoient inutiles alors, puiſque les os des îles vacilloient, quoique retenus par les muſcles & le périoſte. Il eſt donc probable, j'ai preſque dit prouvé, que les ligaments qui fortifient l'union des Simphyſes ſacrées, étoient rompus; autrement il auroit été impoſſible qu'elles fuſſent mobiles. Qui ne ſentira cette vérité? Une preuve vient à l'appui de celle-ci; elle eſt tirée des ſectateurs les plus zélés de la Section de la Simphyſe, de M. Sigault lui-même. Ils ſe rappelleront ſans doute qu'ils ont nié l'utilité des expériences faites ſur des cadavres froids, par rapport à la roideur des articulations & des ligaments. Que répondront-ils à ces mots qu'ils ont ſignés : *les Simphyſes poſtérieures étoient mobiles?* La femme Veſpres a ſurvécu à ſon opération cinq jours entiers, pendant leſquels les ligaments auroient dû recouvrer leur reſſort, s'ils n'euſſent été que diſtendus; elle n'a été ouverte qu'environ vingt-ſept heures après ſa mort, & c'étoit le 21 Novembre 1778. Le cadavre étoit froid, & très-froid. Suivant M. Sigault les articulations & les ligaments devoient donc être très-roides, j'en conviens; les derniers devoient donc maintenir très-ſolidement les os approchés : cependant les Simphyſes poſtérieures étoient mobiles; notez qu'elles étoient encore maintenues par les muſcles & le périoſte entier. Répondez, ſectateurs opiniâtres de la Section, ou plutôt concluez avec moi que les ligaments des Simphyses postérieures étoient rompus, au moins antérieurement.

On lit encore au procès-verbal : » La Sim-» physe postérieure gauche étoit mobile ; le » périoste entier, & point détaché ».

Nous avons cependant fait voir un épanchement sous ce même périoste ; nous l'avons dit hautement, & il est prouvé que cela ne pouvoit être sans détachement du périoste : quoiqu'il en soit, on a toujours dicté : *Le périoste entier*, & *point détaché*. J'ai lutté contre ces inexactitudes. On m'a répondu que » je voulois de cette cause » générale faire la mienne propre ». Il est aisé de sentir qu'en me prêtant cette intention, celle des Médecins étoit de se concilier, & de m'opposer les Spectateurs. Du reste, ce que j'ai vu, chacun a dû le voir. Mais ce qui a pu échapper à plusieurs, c'est que dans un instant où M. Sigault oublia de tenir ferme l'os des îles, j'ai introduit avec facilité le doigt index dans la Simphyse postérieure droite. Mais quand la mobilité des Simphyses sacro-iliaques ne prouveroit pas leur séparation totale, le fait qui s'est passé sous nos yeux la démontre suffisamment.

» *Une tête de trois pouces sept lignes, très-peu* » *compressible*, dit M. Sigault, *a traversé un bas-* » *sin de moins de deux pouces* ». Ce Médecin n'aime que les à-peu-près : le procès - verbal énonce *un pouce dix lignes*.

La disproportion entre la tête & le bassin étoit donc d'un pouce neuf lignes.

Sans avoir égard au peu de compressibilité que M. Sigault prête à la tête, je dirai qu'elle étoit compreſſible comme le ſont en général celles de neuf mois, & qui ont le même volume.

Une telle tête (je la ſuppoſe ſe préſentant la premiere) que la matrice, lors des douleurs de l'enfantement, aura preſſée graduellement durant pluſieurs jours, peut à la rigueur, pendant la vie de l'enfant, être diminuée d'un demi pouce, très-rarement de plus; mais l'enfant & la mere courront des riſques : j'oſe même avancer que ce ſera expoſer la vie de mille meres, & d'autant d'enfants, contre un ou deux qui échapperont à ces dangers. Lorſque l'enfant ſera mort, la tête pourra aiſément être diminuée davantage, ſans aucun danger pour la mere. Lorſque la même tête, l'enfant étant vivant, ſera ſaiſie, & méthodiquement preſſée par le forceps, cet inſtrument, s'il eſt bien manié, pourra la diminuer d'un demi pouce, ſans abreger les jours des deux Etres. Si l'enfant, du volume aſſigné, eſt tiré par les pieds, il eſt impoſſible, tant qu'il vivra, que les efforts les plus violents diminuent la tête d'un demi pouce. Après la mort, une diminution beaucoup plus conſidérable peut s'obtenir, même ſans les ſecours de l'Art.

Suppoſons actuellement que la tête de l'enfant de la nommée Veſpres, laquelle tête avoit trois pouces ſept lignes, ait été diminuée de quatre à cinq lignes, par les efforts que M. Sigault a exercés ſur elle, en tirant fortement le corps, ſon volume excéderoit encore le petit diamétre du baſſin d'un pouce quatre à cinq lignes. Ce diamétre a donc dû être augmenté d'un pouce quatre à cinq lignes? Sans doute.

Par quel moyen? Par la Section de la Simphyse. Quel est son effet? La séparation des branches supérieures des pubis, répondront affirmativement les Simphysistes. A quoi, repliquerai-je, est dûe cette séparation? Ici ils balbutieront, car ils ont une peine étonnante à convenir de l'écartement des Simphyses sacro-iliaques, dont l'entremise est pourtant démontrée indispensable pour l'écartement des pubis. Voyons donc ce qui arrive à ces Simphyses. A la premiere séparation des pubis, toutes les parties destinées à unir & à maintenir les os des îles avec le sacrum prêtent; la séparation augmentant, ces parties souffrent extension; après cette extension vient leur distension, si les pubis s'écartent davantage; enfin, leur rupture est inévitable, lorsque l'écartement est excessif: du moins telle est ma maniere de voir, qui, je crois, sera celle de toutes les personnes de l'Art qui y réfléchiront sans prévention. Si les partisans de la Section pensent autrement, je les prie de m'indiquer ce qui peut favoriser l'écartement des pubis après la Section; quelles sont les parties qui s'y prêtent; quelles sont celles qui sont en souffrance, & s'ils croient réellement que l'écartement des pubis puisse avoir lieu, quand la substance, qui unit les Simphyses postérieures, est ossifiée. Jusqu'à ce qu'ils m'aient répondu d'une maniere satisfaisante, ils me permettront de tenir à mon sentiment.

Qu'on n'imagine point qu'en prouvant l'écartement des os des îles de celui du sacrum, en raison des pubis, je prétende y attacher les accidents les plus graves: ce n'est point mon opinion; mais je suis intimement persuadé que cet écartement ne peut s'obtenir sans exercer, sur l'enfant qu'on tire par les pieds, les plus violents efforts (*a*), d'où résulteront de fortes compressions sur les parties de la mere, des contusions considérables, des inflammations vives, la gangrene & la mort, ainsi que le prouve la femme Vespres, dont il est ici question. Il est impossible que l'enfant ne subisse le même sort, nous en avons été témoins. L'affreux de cette opération ne consiste donc pas dans le danger de désunir les os du bassin, mais dans la double perte, presqu'inévitable, de l'enfant & de la mere, occasionnée par les accidents attachés à la difficulté d'obtenir cette désunion.

Jusqu'à ce jour on a publié que tout l'avantage qu'on obtenoit par la Section de la Simphyse provenoit de l'écartement des pubis; qu'en raison de cet écartement, la tête la plus volumineuse d'un enfant de neuf mois devoit traverser le bassin le plus étroit. Je ne pense pas que cet écartement suffise, vu que, n'augmentant pas assez le petit diamétre du bassin, celui qui seroit très-étroit rendroit impossible la sortie de la tête, & le contraire est arrivé chez la femme Vespres: il faut donc voir autrement qu'on n'a vû.

Dans les expériences les plus favorables à la Section de la Simphyse, deux pouces d'écartement des pubis n'ont donné que quatre lignes d'augmentation : deux pouces & demi, six lignes; cet écartement porté à trois pouces, le

---

(*a*) Je parle de tous les cas où, pour cet écartement, l'enfant sert de coin à l'Accoucheur.

baſſin a été déſarticulé, & cela devoit être. Je dis plus, cela eſt néceſſaire, pour que l'on puiſſe tirer avantage de la Section. En effet, dès que le baſſin eſt déſarticulé, il n'eſt plus beſoin que les pubis s'écartent, parce qu'alors le ſacrum ou les os des îles cédant au moindre effort de la tête, il arrive que le premier rétrograde, ou que les derniers gliſſant aiſément ſur lui, ſont portés en avant, & par ce moyen le baſſin le plus petit eſt ſuffiſamment augmenté pour le paſſage de la plus groſſe tête. Quelquefois un ſeul os des îles gliſſe, & quand cela ſuffit, le même phénomene a lieu. J'ai obſervé ce que j'avance chez la femme Veſpres, puiſque je n'ai pas apperçu que la plaie ait été beaucoup élargie pendant l'extraction de l'enfant : ce qui étoit inévitable, ſi les pubis euſſent été conſidérablement écartés; ſes angles même auroient dû être déchirés, car la plaie avoit peu d'étendue. Au reſte, cette maniere de penſer, qui ne paroîtra peut-être pas déraiſonnable à tous ceux qui me liront, me ſemble confirmée par l'expérience, en particulier par le fait de la femme Veſpres.

On a vu plus haut que les Simphyſes étoient mobiles, que la droite avoit plus ſouffert que la gauche. L'os des îles droit avoit donc été déſarticulé plus que le gauche; il avoit donc dû, ſelon moi, être porté plus en avant que le gauche : ce qui eſt démontré par l'inſpection du baſſin, puiſqu'il a été trouvé plus ſaillant que le gauche. *L'os pubis droit étoit plus ſaillant, & le gauche comme retiré en arriere.* Mais pourquoi le droit s'eſt-il trouvé plus ſaillant ? Parce qu'ayant été porté plus en avant, il n'avoit pu rentrer complettement en ſa place. Dans toutes les Sections que j'ai faites ſur des cadavres chauds, il y a toujours eu un pubis plus ſaillant que l'autre ; dans pluſieurs, il y a eu deux lignes & plus de différence. Qu'il eſt malheureux que la ſéparation & le déplacement des os du baſſin exigent tant de violence, qu'il doit preſque néceſſairement en coûter la vie à la mere & à l'enfant !

Si un des pubis eſt plus ſaillant que l'autre, c'eſt ſur-tout quand il y a déviation de la derniere vertebre des lombes, & de la premiere du ſacrum ; cette déviation exiſtoit chez la femme Veſpres, & ſe trouvoit à gauche : pour le bien des deux Etres nous avions fait part de cette remarque aux Médecins, à M. Sigault particulierement ; nous avions apporté la plus ſcrupuleuſe attention à le prévenir que la partie latérale droite étoit plus évaſée que la gauche : il eût pu en tirer plus de parti qu'il n'a fait. Quoiqu'il en ſoit, je crois que cette diſpoſition vicieuſe du baſſin de la femme Veſpres a favoriſé l'extraction de la tête, laquelle extraction, à la vérité, a été très-difficile, & eût été probablement impoſſible, ſi la ſaillie du ſacrum n'eût été déviée : ce qui eſt arrivé dans un cas où l'on a été forcé de percer & vuider le crâne, pour pouvoir extraire l'enfant (*a*) ; & dans un autre où l'accouchement n'a pu être terminé qu'à l'aide du crochet (*b*).

(*a*) Dans le Palatinat. (*b*) A Château-Giron.

» *La tête de l'enfant*, dit M. Sigault, *n'a » pas présenté les plus légers indices de contusion » sur le crâne.*

Le crâne n'ayant point été examiné, ce Médecin a sans doute voulu parler du cuir chevelu. Mais où M. Sigault, dont Me. P. de S. L**. a fait depuis peu un des plus habiles Accoucheurs de la Capitale, a-t-il donc vécu? Quoi? il ignore que l'on peut exercer, sur la tête de l'enfant, les efforts les plus violents, les compressions les plus fortes, sans qu'il paroisse le moindre vestige de contusion! Il n'a donc jamais examiné les têtes qu'il dit avoir tirées avec tant de violence par le forceps? S'il n'a pas eu cette attention, les Chirurgiens l'ont eue comme moi, & peuvent attester que malgré les fortes pressions qu'ils ont quelquefois faites sur des têtes, pour les déclaver & les extraire, ils n'y ont que rarement apperçu les traces de l'instrument, quelques-temps après l'extraction; & presque jamais de contusion. Tous ceux qui se servent de cet instrument avec adresse, seront pour l'affirmative (*a*). D'ailleurs ce Médecin ne devroit-il pas savoir que, si un Etre quelconque périt à l'instant où l'on exerce de la violence sur quelques-unes de ses parties, il n'y doit presque jamais paroître de contusion+, ou que la résolution s'en fait au moment de la mort; & si M. Sigault veut être de bonne foi, l'enfant n'a pas survécu à son extraction.

+ parce qu'elle ne peut que rarement avoir lieu, ou

(*a*) *V.* M. Levret, Obs. sur les causes, &c. p. 176. 180.

» *Sans que l'on ait employé*, continue-t-il, » *pour extraire l'enfant*, *des efforts aucunement* » *comparables à ceux qu'exercent très-fréquem-* » *ment les Accoucheurs*, *en tirant l'enfant*, » *soit par les pieds*, *soit par le forceps.*

Je ne suis point étonné d'entendre M. Sigault tenir ce langage : je ne le suis que de lire à la tête de la brochure du nouvel Accoucheur, une approbation conçue en ces termes :

» Nous avons lu avec attention l'Analyse » des trois procès-verbaux faits à l'occasion » de l'opération de la Simphyse sur la femme » Vespres, & les réflexions de M. Sigault; nous » les avons trouvées conformes à la vérité. » GRANDCLAS. DESCEMET.

Ou ces Messieurs n'ont pas lu cette brochure, ou ils avoient oublié ce qui s'étoit passé sous leurs yeux. M. Grandclas par exemple n'est pas homme à nier que, quand M. Sigault exerçoit les plus violents efforts sur le corps de l'enfant, pour en extraire la tête, il lui ait dit plusieurs fois : *Prenez garde de séparer le tronc d'avec la tête.* Qu'il se présente, & qu'il parle : j'interpelle sa bonne foi, & celle de ses Confreres.

» *L'enfant*, affirme M. Sigault, *a vecu pen-* » *dant plus d'une demi-heure.*

Je ne me répéterai pas, j'attends qu'il se rétracte.

» *J'observe en passant*, dit-il encore, *que* » *les dimensions ont été prises pendant le cours* » *du travail*, *avec beaucoup de précaution par* » *deux Chirurgiens Accoucheurs*, *l'un desquels*

» *a inventé un pelvimétre : ils déciderent que le* » *diamétre antéro-postérieur avoit deux pouces* » *& demi. J'avois annoncé deux pouces.*

Nous convenons, nous Accoucheurs, d'avoir pris toutes les précautions qu'il nous étoit possible de prendre à l'instant où nous avons vu la femme Vespres, (celui du travail) ; nous en eussions pris beaucoup d'autres, si nous eussions eu l'avantage de la voir, comme M. Sigault, pendant la plus grande partie de sa grossesse : au reste, c'est d'après celles que nous avons prises que notre prononcé a été aussi exact qu'il pouvoit l'être, n'ayant pu nous permettre de perquisitions qu'avec l'extrémité du doigt, & une seule fois. Nous avons affirmé que la saillie du sacrum étoit plus portée à gauche qu'à droite ; que la partie latérale droite étoit plus évasée que la gauche ; que le bassin étoit très-étroit ; que conséquemment toute autre opération que la Césarienne pouvoit devenir meurtriere. C'est un énoncé de cette importance que M. Sigault supprime ! Si cet énoncé eût été moins exact, il n'eût pas manqué d'en tirer avantage. L'examen des parties, la mort de l'enfant & de sa mere, n'ont que trop démontré la nécessité de nos précautions, la vérité de nos assertions, & la justesse de notre pronostic : tout persuade que si l'on se fut rendu à notre avis, l'enfant, & probablement la mere, vivroient encore.

» *Ils déciderent* (les deux Accoucheurs) *que* » *le diamétre antéro-postérieur avoit deux pou-* » *ces & demi.*

Vous abuſez de l'imaginative, Monſieur ; à vous entendre, il ſemble que nous ayons prononcé le plus affirmativement ſur cette étendue : r'ouvrez le procès-verbal, & peut-être y lirez-vous mieux la ſeconde fois. Au reſte, quand nous aurions affirmé que le baſſin avoit deux pouces & demi, que s'en ſuivroit-il ? Qu'étant convenu de cette étendue d'après notre énoncé, & l'ayant ſignée, vous aviez juſqu'alors méconnu, & méconnoiſſiez encore les dimenſions du baſſin ; vous qui aviez eu pendant cinq mois le temps d'examiner la femme Veſpres ; vous qui aviez le plus grand intérêt, ainſi que vous le dites plus loin, à ne pas opérer dans une circonſtance ſemblable, où des Accoucheurs s'y oppoſoient par des raiſons prépondérantes.

» *J'avois annoncé deux pouces.*

Si les Médecins Conſultants affirment que M. Sigault ait, avant d'opérer, annoncé en notre préſence deux pouces ſeulement, nous nous ſoumettons à tout. D'ailleurs je veux que M. Sigault ait annoncé deux pouces ſeulement, que s'en ſuit-il encore ? Que d'après lui-même il a expoſé, de propos délibéré, la vie de deux Etres ; car il nous a dit hautement, il l'a dit à qui a voulu l'entendre, que s'il eut penſé que le baſſin n'eût pas deux pouces & demi, il n'auroit pas pratiqué ſon opération, parce que ce n'étoit pas là le cas. Diſons donc, ou M. Sigault a cru que le baſſin avoit deux pouces & demi, ou ſeulement deux. S'il a cru qu'il avoit deux pouces & demi, il n'en a donc pas annoncé deux feulement. S'il étoit certain qu'il n'en avoit que deux, & qu'il l'ait annoncé, il a donc opéré mal-à-propos, & contre fa maniere de penfer. Mais à propos de fa maniere de penfer fur fon opération, en a-t-il une ? Jufqu'à préfent je ne puis le croire. Dans tout ce qui a paru dans les papiers publics, cette opération a été annoncée comme devant fuppléer l'opération Céfarienne dans tous les cas (*a*). Dans le Mémoire que nous avons de M. Sigault, cet Auteur s'y eft reftraint à fubftituer la Section de la Simphyfe dans certain cas où l'on pratiquoit l'opération Céfarienne (*b*). Dans fa derniere brochure il revient fur fes pas, & dit : » *La méthode que nous propofons doit être* » *adoptée fans difficulté, dans tous les cas où les* » *autres moyens connus ne peuvent fuffire, & ne* » *doivent pas être employés* (*c*) ». La ligne d'après : » *Nous établirons, dans l'ouvrage que nous* » *comptons donner au public fur ce fujet, les* » *différents cas où l'on fera obligé d'avoir re-* » *cours à cette opération.* » Dans la même Brochure, il femble vouloir borner l'opération Céfarienne *aux groffeffes ventrales* (*d*); & auffitôt, il la croit *néceffaire pour les cas de difproportion confidérable.* On feroit tenté de croi-

---

(*a*) Perfonne ne doute que M. Sigault ne fe foit prêté à tout ce qui a paru dans les papiers publics à l'avantage de la Section.

(*b*) *V.* page 3.

(*c*) *V.* page 24 de fon Difcours.

(*d*) *V.* page 11 de fon Difcours.

re qu'il a pris plaisir à se contredire soi-même, ou qu'ils ont été deux d'une opinion différente à traiter le même sujet.

» *La femme*, dit M. Sigault, *étoit en travail* » *dans l'angoisse de l'attente de l'opération ; nous* » *ne jugeâmes pas à propos de la fatiguer par* » *de nouvelles recherches.*

Il valoit mieux l'exposer à de nouvelles recherches qu'à une mort certaine.

» *Nous aimâmes mieux signer ce que nous* » *croyions n'être pas bien exact.*

Cette idée fait frissonner d'horreur. Quoi ! sur sept Consultants convoqués pour décider de la vie de deux Etres, cinq (si l'on en croit M. Sigault) sont de mauvaise foi ! Ils signent ce qu'ils ne croient pas bien exact ! Ils font plus : ils établissent leur pronostic sur l'inexactitude qu'ils reconnoissent. Ils savent que l'opération qu'ils conseillent avec chaleur, & contre laquelle deux Consultants s'élévent de même, ne peut réussir *dans le cas de disproportion considérable ;* ils savent (du moins M. Sigault le publie) que cette disproportion existe, cependant ils opérent comme si elle n'existoit pas, & les deux Etres périssent.

Mais pourquoi les Médecins qui ont admis si complaisamment les dimensions du bassin énoncées par les deux Accoucheurs, n'ont-ils pas également déféré à leur opinion sur le choix de l'opération ? Pourquoi n'ont-ils pas cru que ceux-ci avoient raison d'affirmer que la seule opération Césarienne pouvoit à coup sûr conserver les jours de l'enfant, & ménager ceux de la mere ? Pourquoi, indociles à cet avis formel, se sont-ils décidés pour une autre opération que la Césarienne, dans une circonstance où M. Sigault lui-même la reconnoît *nécessaire ?* » *S'il reste*, dit-il, *quelques circonstances où l'o-* » *pération Césarienne soit nécessaire, l'enfant étant* » *dans les voies naturelles, c'est-à-dire, dans le* » *cas de disproportion considérable, l'Art, &c.*

Mais ne pourroit-on pas raisonnablement demander à ce Médecin s'il rencontrera souvent des cas où la disproportion soit plus considérable que dans celui de la femme Vespres ? Si celui-ci, où il dit avoir *annoncé deux pouces, & la rentrée de la branche gauche du pubis*, n'est pas un de ceux qui exigent l'opération Césarienne ? Si enfin cette conjoncture ne méritoit pas de sa part, & de celle des Consultants, les précautions les plus sages, & n'exigeoit pas que les Médecins s'abstinssent de prononcer affirmativement, puisque selon M. Sigault ils n'avoient que des doutes sur les dimensions du bassin, ou qu'ils fissent part de leurs doutes aux Accoucheurs consultés qui auroient fait ensorte de les lever ?

» *Nous avons tous*, continue M. Sigault, » *annoncé également la rentrée de la branche* » *gauche du pubis ; mais chacun de nous s'étant* » *servi de la main droite pour reconnoître les* » *dimensions de l'intérieur du bassin, l'étrangle-* » *ment de la cavité gauche s'est dérobé en gran-* » *de partie à nos recherches.*

Comment arranger cela ? Plus haut les Médecins ont mieux aimé signer ce qu'ils ne croyoient

croyoient pas exact, & n'ont pas jugé à propos de faire de nouvelles recherches : ici, d'après celles qu'ils ont faites avec leur main droite, ils ont *tous annoncé la rentrée de la branche gauche du pubis* ; mais *l'étranglement de la cavité gauche s'est dérobé à leurs recherches.* Que dire d'un Auteur qui ose publier de pareilles contradictions ?

Mais que penseront les ames honnêtes lorsque nous démontrerons que tout son exposé n'est qu'un tissu de faussetés ?

1°. Aucun de nous n'a fait mention *de la rentrée de la branche gauche du pubis :* le procès-verbal le prouve.

2°. L'étranglement de la cavité gauche n'a sûrement échappé qu'aux recherches de M. Sigault & de ses Confreres, témoins ces termes exprès qui ont été insérés par M. Coutouly & moi dans le procès-verbal qui nous est propre : *La saillie du sacrum étoit plus portée du côté gauche que du côté droit, ce qui rendoit la partie latérale droite plus évasée que la gauche.*

Peut-on plus positivement exprimer l'étranglement de la cavité gauche ? M. Sigault a donc avancé des choses dont il n'a point été question, & nié celles sur lesquelles on a prononcé.

L'excuse de M. Sigault, à l'égard de l'étranglement de la cavité iliaque gauche, qui s'est dérobé à ses recherches & à celles de ses Confreres, est si plaisante, que je ne puis la taire. *C'est*, dit-il, *parce que nous nous sommes servis de la main droite.* C'est cependant cette main qui leur a dévoilé le myſtere de la *branche gauche* du pubis. En vérité, nos Médecins me rappellent celui de Moliere ; ils ont ſans doute tranſpoſé le pubis gauche à droite.

Quoique je ne ſois pas d'accord avec M. Sigault, je ne me crois pas moins obligé d'en uſer honnêtement avec lui : je lui conſeille donc, ou de lire les ouvrages qui paroiſſent ſous ſon nom, ou de les ſoigner aſſez s'il les fait lui-même, pour qu'il ne s'y gliſſe point de fautes groſſieres. Car, obligé de tranſcrire fidelement mon original M. Sigault, j'ai laiſſé ſubſiſter par-tout *la rentrée de la branche gauche du pubis* ; tandis que ſi j'écrivois d'après moi-même, j'écrirois *la rentrée de la branche du pubis gauche*. M. Sigault en fera ce qu'il lui plaira.

» *Cette circonſtance qui a nui, juſqu'à un certain point, au ſuccès de l'opération, doit réveiller l'attention des Accoucheurs ſur l'extrême importance de la recherche des moyens propres à apprécier, d'une maniere plus exacte qu'on ne l'a fait juſqu'à préſent, les vices de conformation du baſſin.*

De quel ſuccès M. Sigault prétend-il parler ? Nous avons tous vu périr l'enfant entre ſes mains ; la mere en proie aux douleurs les plus atroces, a ſuccombé le ſixieme jour, & il ne rougit pas de parler ſuccès !

» *Cette circonſtance doit réveiller l'attention des Accoucheurs.*

Oui, elle doit réveiller la ſienne ſur une opération qu'il n'a point méditée : il ne peut regretter aſſez de l'avoir pratiquée ſur la femme Veſpres, qui avoit eu le courage de contracter l'obligation eſſentielle de fournir à l'état un Citoyen dont il l'a privé, & que les deux Accoucheurs lui auroient offert.

» *L'inſuffiſance de l'Art ſur cet objet*, continue » M. Sigault, *ne peut être révoquée en doute dans » un certain nombre de cas* ».

Lorſqu'on ne pourra ſe permettre de perquiſitions qu'avec le doigt porté de l'extérieur à l'intérieur, vous avez raiſon ; mais lorſqu'on prendra, pendant la groſſeſſe, les précautions convenables, qu'avant de ſe décider à rien entreprendre, on fera des recherches attentives, en gliſſant la main dans l'excavation, alors il ſera très-rare de ſe tromper. Par ces précautions que vous auriez dû prendre avant d'opérer, l'enfant vivroit, & probablement la mere, votre Section toutefois bannie par la Céſarienne.

» *Quelques perſonnes ſe ſont occupées de la » conſtruction d'un pelvimétre ; il faut eſpérer que » ces premiers efforts, encore ſtériles, ſe perfectionneront par la ſuite* ».

MM. Coutouly & Traiſnel, Maîtres en Chirurgie de Paris, ſont les perſonnes qui ont imaginé des pelvimétres qui peuvent donner exactement les dimenſions du baſſin ; ces inſtruments étoient inventés avant l'accouchement de la femme Veſpres, vous ne l'ignoriez pas ; vous avez même eu celui de M. Coutouly plus de huit jours ; mais la demangeaiſon de pratiquer votre opération, vous faiſant rejetter tout ce qui pouvoit ne pas flatter vos vues, vous a rendu à jamais inexcusable d'avoir négligé ces moyens pendant la grossesse & à l'instant du travail.

» *Ces efforts*, dites-vous, *sont encore stériles* ». Comment pouvez-vous les regarder comme tels, après avoir vu ce moyen donner, à la demi-ligne près, la dimension essentielle du petit diamétre du détroit supérieur. Au reste, ils ont été jugés à leur Tribunal compétent, de qui vous apprendrez ce qu'ils sont.

» *Cet événement fournit encore à deux observations essentielles. Il n'existe sans doute aucun exemple d'un sujet plus difforme & plus petit dans sa stature* ».

Vous confirmez ce que j'ai avancé, que, d'après vous-même, vous ne deviez point pratiquer sur ce sujet la Section de la Simphyse.

» *Un accouchement pareil offre donc une occasion très-rare, & dès-lors très-précieuse, d'observer quels sont, dans de semblables sujets, les effets naturels de la grossesse, soit pour la mere, soit pour l'enfant* ».

» *L'ouverture du cadavre a fait connoître à quel état de gêne & de souffrance avoient été réduits, pendant le cours de la grossesse, tous les organes du bas-ventre qui servent à la génération, par la pression qu'avoit exercée sur eux, & sur les nerfs qui s'y distribuent, un enfant volumineux, incarcéré avec effort dans un espace aussi étroit; leur tissu avoit été affoibli, meurtri; la vie étoit considérablement diminuée, &, pour ainsi dire, éteinte dans ces parties : de là l'engorgement général observé dans la région hypogastrique, accompagné d'un dépôt considéra-*

» *ble au côté gauche, & une disposition prochaine* » *à la gangrene* ».

» *C'est à cette disposition morbifique, antérieure* » *à l'accouchement, qu'on doit rapporter le dé-* » *sordre général qui a été observé dans les voies* » *utérines ; une gangrene aussi rapide, aussi éten-* » *due dans toutes ces parties, ne peut avoir été la* » *suite d'une autre cause* ».

Les personnes de l'Art ne seront pas dupes de cette kirielle ; mais qu'importe à M. Sigault ? pourvu qu'il en impose à tout ce qui n'est pas Chirurgien, son but est rempli : le mien ne le sera que quand j'aurai dessillé les yeux de ceux qu'il a induits en erreur, & j'espere y parvenir en examinant d'abord les parties qui ont été le plus exposées à l'état de gêne & de souffrance, par la pression de la matrice, pendant le cours de la grossesse ; ensuite celles auxquelles on a observé, à l'ouverture du cadavre, les accidents les plus graves, & enfin les causes de ces accidents.

On sait (& c'est aux gens de l'Art que je parle) que lorsqu'une femme rachitique, dont le bassin est resté très-retréci, a conçu, la matrice se développe en raison de l'accroissement de l'enfant, s'éleve peu à peu, & passe insensiblement de l'excavation dans le grand bassin, en traversant le détroit supérieur qui lui est interdit, jusqu'à ce qu'elle soit évacuée. L'état physique du bassin la détermine ordinairement à s'incliner plus d'un côté que de l'autre, & toujours de celui le plus évasé. Parvenue dans le grand bassin, elle continue de se développer jusqu'au dernier période de la grossesse, & ce développement est aussi facile, & aussi exempt de danger chez la femme rachitique, que chez la mieux conformée : l'expérience fait loi. Mais qu'arrive-t-il chez les premieres? Qu'en raison du peu de capacité du bas ventre, la matrice, se portant antérieurement, force les muscles & la peau de l'abdomen à la loger en plus grande partie, & à supporter presque tout son poids : les autres visceres se trouvent alors placés derriere elle. Que conclure de cet état qui ne peut être nié par les personnes les plus intéressées à me contredire? Que les muscles de l'abdomen, la peau qui les recouvre, & la vessie, ont dû être exposés à l'état de gêne & de souffrance dont il a été parlé; que si quelques parties postérieures y ont été tant soit peu soumises, ç'a été les intestins, l'épiploon & le foie. Toutes ces parties (excepté la vessie devenue altérée depuis l'opération) ont été reconnues intactes à l'ouverture du cadavre, & M. Sigault l'a signé. *Les téguments coupés & abaissés, rien d'extraordinaire; l'arc du colon a paru très-distendu* (seulement,) *l'épiploon dépourvu de graisse, les intestins grêles de leur volume ordinaire, les visceres dans leur état ordinaire.* Il est donc prouvé que les parties qui se trouvoient, pendant le cours de la grossesse, dans l'état de gêne & de souffrance, étoient intactes lors de l'ouverture du cadavre, & qu'elles n'avoient point souffert de la pression qu'elles avoient subie.

Quelles sont donc les parties auxquelles on a observé le plus de désordre? Toutes celles qui, durant la grossesse, n'avoient point été gênées par la pression de la matrice : telles sont les levres de la plaie, la fourchette, les muscles iliaques & psoas, &c. Avant de passer aux accidents qui les ont affectés, & à leurs causes, je crois indispensable d'exposer succinctement ce qui s'est passé pour l'accouchement de la femme Vespres.

La Section faite, opération qui, quoiqu'en aient dit ses Sectateurs, a été très-longue & très-douloureuse, M. Sigault porta la main dans la matrice, & en tira un pied de l'enfant. Il fît de violents efforts sur ce pied pour terminer l'accouchement : n'ayant pu y réussir, il reporta à différentes fois, & tour-à-tour les mains, pour saisir & emmener le second pied ; faisant une derniere tentative, sa main ressortît avec précipitation, & l'on entendit un craquement tout-à-fait semblable à celui d'une fracture, ce qui nous fit présumer celle de quelque partie de l'enfant. L'examen ayant prouvé le contraire, je pense que ce bruit ne peut être attribué qu'à la séparation des Simphyses sacro-iliaques. Quoiqu'il en soit, le second pied ne suivit point la main de M. Sigault, qui fût obligé de revenir au premier, sur lequel il recommença à tirer long-temps & fortement, parce que le tronc offroit une résistance considérable ; elle fut vaincue par une puissance équivalente. La tête restoit à extraire. » Cette partie, est-il dit dans le procès-» verbal, a été retenue long-temps au détroit su-» périeur, & a éprouvé, pour sortir, de grandes » difficultés, » que l'Opérateur veut avoir vaincues sans de violents efforts, comme si celles-là ne comportoient point néceſſairement ceux-ci. Au reſte, que M. Sigault allegue ce qu'il voudra, la preuve de ce que j'avance eſt ſortie pluſieurs fois de la bouche de M. Grandclas : *Prenez garde de ſéparer le tronc d'avec la tête*, & j'en conclus que M. Sigault a exercé ſur l'enfant de violents efforts qui l'ont fait périr, ainſi que ſa mere.

Le recit qu'on vient de lire a été rédigé par la bonne foi & avec l'exactitude la plus ſcrupuleuſe. Je ſuis à cet égard à l'abri de tout reproche ; les gens de l'Art y trouveront des motifs puiſſants d'aſſeoir d'une maniere inconteſtable leur jugement ſur les cauſes du déſordre général obſervé, non-ſeulement dans les voies utérines, mais encore dans toutes les parties qui ont été fatiguées, non par la preſſion de la matrice, mais par l'opération & par les procédés employés pour l'extraction de l'enfant. La néceſſité de ſe diſculper, a fait nier toutes ces cauſes que je vais développer, ainſi que leurs effets.

Je n'aſſignerai point de cauſe à l'état fâcheux de la plaie; il n'en ſera pas de même à l'égard des autres accidents.

Une main forte, & un avant-bras muſculeux, n'ont pu traverſer pluſieurs fois l'excavation & le détroit très-ſerré du baſſin de la femme Veſpres, ſans avoir expoſé les parties molles à des frottements réitérés, à des preſſions violentes, à des contuſions conſidérables, & à des éroſions dangereuſes. Il s'enſuit conſtamment de ces cauſes (& je ne l'ai que trop vu) des engorgements ſubits, une inflammmation auſſi vive que prompte, & la gangrene la plus prochaine & la plus complette. Tous ces accidents ont été obſervés chez la femme Veſpres. » La levre [illegible], eſt-il dit, dans le procès-verbal, étoit d'un rouge vif, la droite noire en » totalité, le vagin noir, gangréné, & plus en » putréfaction que toute autre partie ». La fourchette n'a point été à l'abri des déſordres occaſionnés par M. Sigault. On lit dans le procès-verbal : » La fourchette a été vue déchirée, » & le déchirement étoit prolongé ſuperficiel» lement juſqu'à trois lignes de la marge de l'a» nus. L'intérieur étoit vraiment gangréné de la » profondeur d'un pouce, le reſte de couleur » livide brun ».

Mais d'où proviennent les accidents qui ont affecté la plupart des parties renfermées dans l'abdomen? Des efforts faits pour l'extraction totale de l'enfant, & particulierement pour la ſortie de la tête. Sur quoi établir la différence des déſordres des parties ſituées à gauche, & de ceux des parties ſituées à droite? Sur la ſituation de la tête. Le viſage étoit à gauche, l'occiput à droite ; celui-ci occupoit le lieu le plus évaſé du baſſin, du côté où l'os des îles étoit entierement vacillant : d'ailleurs comme il préſente peu de ſurface, & qu'il gliſſe aiſément, il a dû deſcendre dans l'excavation ſans beaucoup de difficulté, & comprimer peu les parties qui lui étoient ſoumiſes, leſquelles ont été conſéquemment affectées d'accidents peu graves : » Du côté droit de la matrice, le long » du muſcle pſoas, une échimoſe conſidéra-

» ble descendant jusques dans la fosse iliaque, &c.» Le visage étant au contraire à gauche, la mâchoire inférieure qui présente plus de surface, & glisse moins aisément que l'occiput, a porté nécessairement, partie sur l'éminence cotyloïdienne interne, partie sur la cavité iliaque gauche. De là la forte pression qu'ont éprouvée en cet endroit, plus qu'en aucun autre, la matrice & les muscles voisins, lors de l'extraction violente de la tête. De là le dépôt considérable dans la substance des muscles iliaque & psoas gauches, l'engorgement, l'inflammation, la gangrene, le sphacele, & la perforation de la matrice du même côté, mentionnés au procès-verbal : » Un » foyer de pus de couleur *gris foncé* dans la fosse » iliaque gauche qui, poursuivi supérieurement, » s'étendoit jusqu'au haut du rein dans la partie la» térale gauche inférieure de la matrice proche » le col, observé une destruction évidente de sa » substance, qui, poursuivie, descendoit jusqu'au » col, & le stilet introduit, a démontré une com» munication avec le foyer ci-dessus ». Je ne parlerai point de l'altération des trompes qui étoient verdâtres; de celle de la partie postérieure du péritoine, adhérente aux vertebres lombaires, qui étoit de couleur livide dans l'étendue des trois dernieres, & suivant la descente du rectum, &c. cette altération n'étant qu'une suite de celles des parties qui leur étoient contigues durant la maladie de la femme Vespres.

Il n'est permis qu'à M. Sigault d'ignorer que ces accidents ont été les suites inévitables des causes que j'ai assignées; lui seul peut en avoir créé d'imaginaires, & oser prétendre que les savants & les personnes impartiales seront de son avis. Pour moi, plus modeste avec les Savants impartiaux, je crois me flatter beaucoup, en espérant que mon opinion aura rencontré la leur, & qu'ils conviendront que lorsque les accidents énoncés ne suivent pas de près l'introduction réitérée des mains, & les efforts exercés sur un enfant pour l'extraire du sein de sa mere à travers un bassin très-vicié, ces efforts ont été moins violents, ou mieux combinés que ceux qui ont été faits sur l'enfant & la femme Vespres.

Si M. Sigault tient encore à la cause idéale (l'énorme difformité de la femme Vespres) à laquelle il attribue sa mort, qu'il lise & relise le Mémoire érudit des Médecins & Chirurgiens d'Arras; l'identité des accidents auxquels a succombé la femme qui en fait le sujet, lui fera sans doute reconnoître son erreur. La riche stature de cette femme n'avoit pu contribuer en rien à ces accidents, ce qui enleve à M. Sigault la futile ressource puisée dans l'extrême petitesse de la premiere. Il saisira, je le sais, le subterfuge que lui offre la longueur du travail de la femme d'Arras, mais il n'est point en sa faveur, puisque, malgré cette cause, elle n'a point éprouvé plus d'accidents que la femme Vespres. D'ailleurs, les exemples que nous avons de femmes très-difformes qui vivent, quoiqu'elles aient eû plusieurs enfants, (j'en ai accouché un grand nombre) démontrent la fausseté de l'allégation de M. Sigault. Je me bornerai à citer la demoiſelle Deſmoulins, qui a été connue de tout Paris. Toutes les parties de ſon corps étoient difformes, & l'avoient été dès l'enfance; le petit diamétre du détroit ſupérieur n'avoit que deux pouces; le reſte de ſon baſſin étoit irrégulièrement déformé : toutes ces choſes la rapprochent ſingulierement de la femme Veſpres; elle avoit, à la vérité, quelques pouces de plus que celle-ci, qui, pris ſur le total, donnent peu pour la capacité du bas-ventre. L'opération Céſarienne fut pratiquée par M. Soumain, qui tira un enfant de vingt pouces, tel que celui de la femme Veſpres. Cet enfant a vécu dix jours, & n'eſt mort que par la faute de la Nourrice. La demoiſelle Deſmoulins, parfaitement rétablie, ſortit le quarante-ſeptieme jour après l'opération (*a*).

Si M. Sigault n'eſt pas ſatisfait, j'offre de lui préſenter, quand il voudra, le vrai modele de la femme Veſpres; auſſi difforme qu'elle, elle n'a jamais marché qu'avec des béquilles; elle a eu, à la vérité, un accouchement très-pénible. L'enfant, dont les proportions étoient les mêmes que celle de l'enfant de la femme Veſnres, a perdu la vie, mais la mere ſe porte bien.

Notre Médecin Opérateur, prévoyant, avec raiſon, qu'on imputeroit aux efforts violents qu'il a exercés ſur l'enfant les accidents qui les ont ſuivis, s'eſt hâté de s'en diſculper.

(*a*) *Voyez* le premier Vol. des Mémoires de l'Ac. R. de Chir.

» *Les vrais ſavants*, dit-il, *les perſonnes impartiales, n'attribueront jamais ces accidents aux efforts qui ont été employés pour extraire l'enfant. Ils n'ignorent pas que ſouvent dans les accouchements laborieux & contre nature, on a mis en uſage, ſans nuire à la mere, des manœuvres incomparablement plus longues & plus violentes que celles qui ont été employées pour la femme Veſpres.*

» *Les accouchements de la Dame Souchot, le quatrieme principalement, en ſont des preuves bien frappantes. Dans ce dernier, huit perſonnes fortes & robuſtes, employerent tour-à-tour des bras vigoureux, s'épuiſerent de fatigue, & furent toutes miſes hors d'haleine.*

Je réponds avec certitude que deux perſonnes auroient été inutiles, ſi la premiere eût tiré auſſi violemment & auſſi précipitamment que l'a fait M. Sigault ſur l'enfant de la femme Veſpres. D'ailleurs ſa comparaiſon fait honneur aux Chirurgiens qui ont terminé le quatrieme accouchement qu'il cite, puiſqu'il n'eſt ſurvenu aucun des accidents terribles qui ont fait périr ſa derniere opérée dans les tourments les plus affreux : elle démontre la modération avec laquelle ils ont fait l'extraction de l'enfant de la femme Souchot; elle convainc de la prudence de celui qui s'appercevant que M. Sigault tiroit cet enfant, s'en ſaiſit, & termina l'accouchement : c'eſt de M. Sigault que nous tenons cette anecdote (*a*). Je laiſſe au pu-

(*a*) *Voyez* page 5 de ſon Mémoire.

blic à apprécier les raisons qui ont déterminé le Chirurgien à se comporter ainsi à l'égard du Médecin opérant.

» *Chez la femme Vespres*, dit M. Sigault, » *la difficulté étoit infiniment moins grande* (que » chez la femme Souchot); *au moyen de la* » *Section, j'ai extrait l'enfant vivant, & l'ac-* » *couchement, que j'ai terminé seul, n'a duré* » *que quelques minutes.*

M. Sigault paroît avoir à cœur de persuader que cet accouchement a été facile. A-t-il oublié que tous les Consultans, que lui-même a signé : *l'extraction de l'enfant par les pieds a été difficile ; ... la tête a été retenue long-temps au détroit supérieur, & a éprouvé de grandes difficultés pour sortir ?*

» *J'ai extrait l'enfant vivant.*

Dites palpitant, & vous accuserez juste.

Mais M. Sigault ne calculeroit-il pas ainsi ? A l'instant où j'ai pratiqué la Section, l'enfant étoit bien vivant ; lorsque le premier pied a été dehors, l'enfant étoit bien vivant, ce qui a engagé à l'ondoyer sur ce pied. Pendant que je tirois fortement sur le corps de l'enfant, il donnoit encore des signes d'une vie non équivoque : donc l'enfant étoit vivant. Mais ce calcul ne dit pas qu'ayant enfin été forcé d'augmenter ses efforts pour la sortie de la tête, ces signes de vie sont devenus peu à peu équivoques, & qu'il ne s'est fait appercevoir, après l'extraction totale de l'enfant, que quelques palpitations de cœur : ceci est la vérité dans tout son jour ; la nier, c'est se rendre coupable. Du reſte je ſai que l'enfant a vécu entre les mains de M. Sigault, non-ſeulement plus d'une demi-heure, ainſi qu'il l'a avancé, mais trois quarts d'heures pleins, l'opération & l'extraction de l'enfant ayant duré ce temps. Mais être vivant pendant l'extraction, ce n'eſt pas l'être après; être expoſé vivant à une ſi longue opération, c'eſt même une raiſon pour n'y pas ſurvivre, ce qu'a malheureuſement ſi bien juſtifié l'enfant, dont les paupieres abaiſſées ne ſe ſont point ouvertes à la lumiere, dont les extrémités pendantes n'ont fait aucun mouvement, dont la bouche, enfin, ne s'eſt pas même prêtée à la premiere inſpiration, qui ſeule doit caractériſer la vie de l'enfant naiſſant : donc cet enfant n'eſt pas né vivant, mais palpitant comme je l'ai dit : donc il n'a pas été extrait vivant. Au reſte, accordons pour un inſtant que l'enfant eſt venu bien vivant. Dites-moi, M. Sigault, pourquoi un enfant volumineux, qui avoit, ſelon vous, vingt pouces de haut, (& cela eſt vrai) dont la tête offroit beaucoup de conſiſtance & de ſolidité, ce qui annonce un enfant qui n'avoit pas reſté en pure perte dans le ſein de ſa mere, ce qui atteſte la force & la ſanté dont il y avoit joui, dites-moi pourquoi cet enfant ne vit plus ? Pourquoi cet enfant a péri entre vos mains ? Car vous avouerez, je l'eſpere, que vous ne vous en êtes ſéparé qu'après ſa mort, & malheureuſement vous n'êtes pas reſtés long-temps enſemble après ſa ſortie, malgré toutes vos tentatives pour le rappeller à la vie dans un inſtant où il n'avoit, hélas ! beſoin que de ſépulture.

» *L'accouchement*, dites-vous, *que j'ai ter» miné ſeul*, *&c.*

Que cela vous ſerve d'exemple ! Faites-vous aider une autre fois.

» *N'a duré que quelques minutes.*

Une bonne montre en main a prouvé le contraire.

» *De pareils exemples de comparaiſon ne ſont » point inconnus aux Accoucheurs.*

Des exemples de comparaiſon, qui ne ſont rapprochés que pour ſe diſculper, & qui répugnent à la raiſon, ſont entierement inconnus aux Accoucheurs.

» *J'en pourrois rapporter beaucoup d'autres.*

C'eſt trop d'un.

» *Contenu dans la même cavité, & ſoumis à » l'impreſſion des mêmes efforts dont lui ſeul étoit » la cauſe, l'enfant de la Dame Veſpres a dû » participer ſur les derniers temps de la groſſeſſe, » aux altérations des organes qui le renfermoient.*

Cette phraſe étant un cahos, je n'y répondrai pas. Je dirai ſeulement que, dans quelque cavité qu'ait été renfermé l'enfant, à quelqu'effort qu'il ait été ſoumis pendant la groſſeſſe, tout lui avoit été favorable, puiſque ſon cadavre étoit l'image d'un enfant des plus forts, & des plus vigoureux ; qu'il eſt donc démontré qu'il n'a ſouffert d'altération qu'entre les mains de M. Sigault.

» *Dans le cours des manœuvres employées » pour l'extraire, je me ſuis ſcrupuleuſement » abſtenu d'exercer aucune violence ſur le col.*

Le contraire eſt démontré par l'avis ſage de M.

M. Grandclas : *Prenez garde de séparer*, *&c.*

» *Les efforts ont tous porté sur l'occiput &*
» *la mâchoire inférieure seulement.*

Quel est le Praticien qui aura la bonhomie de croire à cette fable? M. Sigault ne fait donc pas attention au peu de solidité de la Simphyse du menton? Depuis qu'il n'a des yeux que pour la Symphyse des pubis, il les croit toutes semblables. Mais il devroit savoir qu'il seroit impossible d'exercer sur la Simphyse du menton d'un fœtus, des efforts suffisants pour désarticuler les os du bassin, & pour faire traverser à une tête de trois pouces sept lignes de petit diamétre, une dimension d'un pouce dix lignes, malgré l'augmentation qui peut résulter de la séparation spontanée des pubis. Qu'il apprenne d'ailleurs, qu'après avoir coupé la Simphyse des pubis de la mere, il désuniroit celle du menton de l'enfant: il me répondra sans doute qu'il ne faudroit pas s'en inquiéter, que les Simphyses se réunissent.

» *Je les ai faits* (ces efforts) *avec sang froid*,
» *avec modération*, *la tête étant bien dirigée*,
» *& en y apportant tous les ménagements néces-*
» *saires*, *pour en rendre l'extraction exempte de*
» *tout danger.*

Qu'il est des hommes à plaindre ! Quand M. Sigault est *ému*, *& très-ému*, il réussit; & quand il agit *avec modération & de sang froid*, les Etres sont sacrifiés. Ne seroit-ce pas ici le lieu de lui retracer le reproche qu'il a fait si injustement aux Accoucheurs par le canal de Me. P**. de S. L**. *de massacrer de sang* *froid l'enfant aux portes de la vie.* A Dieu ne plaiſe ! J'imagine qu'il a fait de ſon mieux ; tout ſon tort eſt de s'être aveuglé ſur une opération qu'il idolâtre, & qu'il n'eût dû jamais pratiquer dans une circonſtance auſſi critique.

Mais pourquoi ce Medecin a-t-il réuſſi ſur la femme Souchot, & vu périr l'enfant & la femme Veſpres ? Voici le mot de l'énigme : c'eſt que le baſſin de la premiere étoit aſſez ſpacieux pour ſe prêter à la ſortie de ſon enfant : je n'en parle point au hazard ; j'ai viſité la femme Souchot, meſuré ſon baſſin, en préſence de pluſieurs perſonnes, à deux fois différentes, avec l'attention la plus ſcrupuleuſe ; j'oſe aſſurer que le petit diamétre a au moins trois pouces d'ouverture : la tête de l'enfant (je l'ai meſurée auſſi) étant à peu près analogue à cette dimenſion, ſa ſortie n'exigeoit point d'opération, ou il ne devoit pas en réſulter les accidents mortels auxquels elle a donné lieu chez la femme Veſpres.

Cependant, continue M. Sigault, *l'uſage journalier du forceps dans les accouchements laborieux, démontre invinciblement juſqu'à quel point on peut ſe permettre d'exercer des efforts ſur la tête d'un enfant.*

M. Sigault n'eſt pas heureux ou n'eſt pas adroit en comparaiſons. Peut-on mettre en parallele les efforts exercés ſur la tête par le forceps, & les efforts faits ſur cette partie, en raiſon de ceux qui ſont exercés ſur le corps ? Comment n'a-t-il pas vu que lorſqu'un Accoucheur inſtruit a ſaiſi une tête avec le forceps, il la presse peu à peu, & non précipitamment, jusqu'à ce qu'il ait graduellement rendu son volume relatif à l'ouverture du bassin? Qu'alors il l'engage, avec méthode, dans le détroit supérieur; & laissant entre chacun de ces procédés l'intervalle qu'il juge nécessaire, il lui fait traverser ce détroit & les différents espaces qu'elle a à parcourir pour sa sortie, en combinant toutefois les mouvements qu'il doit lui faire subir dans ce trajet. Le tout s'exécute sans qu'il soit indispensable d'employer d'aussi violents efforts que ceux que M. Sigault croit absolument nécessaires. Tout gît dans la maniere d'opérer.

Quant aux efforts qu'on exerce sur la tête retenue au-dessus du détroit supérieur, en raison de ceux qu'on emploie sur le corps, loin de remplir le même objet qu'avec le forceps, c'est-à-dire, de diminuer le volume de la tête, avant de l'engager dans le détroit supérieur, ils produisent justement le contraire. C'est, j'ose le dire, ce à quoi l'on n'a pas encore fait assez d'attention, & ce que je vais mettre en évidence. Il y a une différence entre l'espace qu'offre au détroit supérieur le vertex, & celui que présente la base du crâne. Le premier est plus spacieux; mais lorsque le second se présente à un détroit supérieur, dont l'ouverture ne lui est pas tout-à-fait relative, il peut insensiblement s'y engager par la diminution qu'il éprouve peu-à-peu, sans que l'enfant périsse, ce qui s'obtient par un méchanisme qu'il seroit trop long d'expliquer ici. Si, par une raison quelconque, cette diminution spontanée ne peut avoir lieu, & que le bassin soit de ceux où le forceps est fructueusement applicable, cet instrument réduit peu-à-peu le volume de la tête à l'ouverture du bassin, & l'enfant est tiré vivant. Il n'en sera pas de même de cet enfant tiré par les pieds à travers le même bassin; la base du crâne moins spacieuse que le vertex, s'engagera plus aisément; mais la tête ainsi engagée, la partie inférieure des deux temporaux, & celle de l'occipital, se trouvent entre le détroit supérieur. Si alors on fait des efforts sur le corps, le reste de la tête s'évase d'abord, au lieu de diminuer, ce qui est désavantageux. Si on augmente ces efforts, l'enfant périt promptement, & l'on sépare quelquefois le tronc d'avec la tête. On est souvent réduit dans ces cas à temporiser, pour que la matrice pressant la tête, non dans sa partie inférieure seule, mais dans toute son étendue, la diminue insensiblement, & l'engage davantage dans le détroit supérieur, ce qui facilite ordinairement son extraction, même à travers des bassins très-étroits. Je ne me suis jamais repenti d'avoir eu recours à cette ressource. Cette différence, que M. Sigault ne connoît sûrement pas, est si grande, qu'il est ridicule de le voir comparer les efforts exercés sur la tête, par le moyen du forceps, à ceux qu'on y exerce par celui du corps, puisque si l'on vouloit se permettre de saisir & de tirer avec le forceps toutes les têtes qui sortent des bassins bien conformés, l'on seroit certain d'avoir tous les enfants vivants, au lieu que l'Accoucheur le plus instruit ne peut répondre de faire passer vivant, à travers le meilleur bassin, l'enfant qu'il tire par les pieds : c'est, je crois, ce que M. Sigault m'accordera. Qu'il juge actuellement de sa comparaison. Pour la prouver il cite l'observation suivante.

» *Madame ** étoit en travail depuis deux » jours. La tête de l'enfant, descendue dans le » petit bassin bien conformé, présentoit un vice de » position qui constituoit un faux enclavement ; » elle étoit d'ailleurs très-volumineuse. N'ayant » pu venir à bout de rectifier avec les mains le » vice de position, j'ai été obligé d'avoir recours » au forceps ; les efforts qu'il m'a fallu em- » ployer ont été incroyables, & je désespérois » de terminer cet accouchement.*

» *Excédé de fatigue, je me suis fait suppléer » pour reprendre haleine ; mais la personne qui » me remplaçoit, quoique forte & vigoureuse, » perdit aussi courage. Dès-lors je tentai de nou- » veaux efforts, à l'aide desquels je parvins en- » fin à extraire un enfant qui se porte bien. La me- » re n'a eprouvé aucun accident pendant ses cou- » ches ; elle s'est levée tous les jours.*

Cette observation mérite attention par les singularités qui la composent.

1°. *Un faux enclavement constitué par un vice de position.*

Voilà une espece d'enclavement que je n'admettrai point, quelqu'en soit l'auteur. Je sais qu'une position vicieuse de la tête peut rendre l'accouchement impossible ; mais cet état, à moins qu'il n'y ait immobilité complette de la partie, ne peut être un enclavement, pas même un faux enclavement : je ne vois de faux que la dénomination ; autrement une tête, une fesse retenue au-dessus du détroit supérieur, sur lequel elle est appuyée en raison de l'obliquité de la matrice, le corps même situé transversalement sur ce détroit, toutes ces parties, retenues par vice de position, pourront se dire enclavées, & il n'y aura pas le sens commun. Quoique ces erreurs de mots paroissent en elles-mêmes de peu de conséquence, je ne crois pas moins essentiel de les réfuter, parce qu'elles préjudicient singulierement à l'humanité, en autorisant les Praticiens peu consommés à abuser des instruments.

2°. *Le bassin bien conformé.* Un enclavement dans un *bassin bien conformé*, sans complication de parties, sans monstruosité, &c. voilà du nouveau, mais du très-nouveau.

3°. *Des efforts incroyables pour un vice de position de la tête descendue dans le petit bassin bien conformé.* Ah ! voilà du prodige.

O, Médecin ! qui vous dites Accoucheur, apprenez que quand on a recours au forceps pour réduire la tête en une position plus favorable, dans un bassin bien conformé, apprenez qu'après l'avoir mise dans cette position, l'on abandonne le plus ordinairement le reste aux efforts de la matrice qui s'en débarrasse aisément. Si l'état de la mere ou celui de l'enfant est pressant, la tête saisie est tirée avec tant de facilité, qu'un Accoucheur rougiroit de publier qu'il a été *excédé de fatigue* pour terminer un accouchement semblable. Pour que vous n'en doutiez pas, lisez le fait suivant qui m'est propre.

» Le 10 Décembre j'ai été mandé, rue du » Verbois, par Madame ***, qui étoit dans » les douleurs de l'enfantement depuis vingt-» deux heures. Un enfant, dont la tête étoit » retenue sur le détroit supérieur, parce que la » face étoit appuyée sur l'endroit où s'unissent » le pubis gauche avec l'os des îles, ne pou-» voit être chassé par les efforts de la matri-» ce : je saisis la tête avec le forceps, & la tirai » avec la plus grande facilité, en présence de » MM. Coutouly & Koch ; ce dernier est Chi-» rurgien étranger, le premier est connu.

» Le lendemain, Madame Pâte, Maîtresse » Sage-Femme, me manda pour une femme » qui étoit depuis plus de soixante heures en » proie aux douleurs les plus violentes de l'en-» fantement. La tête étoit enclavée dans le dé-» troit supérieur ; j'en ai fait l'extraction seul, » sans être excédé de fatigue : j'avois pour té-» moin M. Bodin, Maître en Chirurgie, qui » a été dispensé de m'aider.

M. Sigault, *excédé de fatigue, s'est fait suppléer, mais la personne qui le remplaçoit, quoique forte & vigoureuse, perdit aussi courage.* Quels Accoucheurs, bon Dieu !

Enfin, M. Sigault, *tente de nouveaux efforts, & vient à bout d'extraire un enfant qui se porte bien. La mere n'a éprouvé aucun accident pendant ses couches.*

Les gens sensés ne pourront s'empêcher de voir, ou que M. Sigault exagere les efforts qu'il a exercés ſur ces deux Etres, ou qu'il a méconnu les accidents qui en ont réſulté.

» *N'eſt-ce donc pas*, conclue-t-il, *à l'état » d'affoibliſſement & de ſouffrance dont les organes de la mere étoient frappés, & que l'enfant » devoit néceſſairement partager au plus haut degré ſur les derniers temps de la groſſeſſe, que » l'on doit attribuer les ſuites de l'accouchement » de la dame Veſpres ?* »

Non, Monſieur; les ſuites de l'accouchement de la dame Veſpres ne ſont dûes qu'aux violences que vous avez exercées pour l'entrée de votre main, & la ſortie de l'enfant. Les gens de l'Art ne prendront jamais le change.

» *Quoiqu'on parvienne ſouvent à ranimer des » enfants plus affoiblis par le travail, & donnant » des ſignes de vie moins marqués que l'enfant de » cette Dame, on n'a pu, quelques précautions » qu'on ait employées, réuſſir à lui conſerver une » vie trop foible, & déjà preſque éteinte par les » altérations reçues dans le ſein de ſa mere* ».

J'ai démontré que la vie de cet enfant n'étoit point équivoque à l'inſtant de l'opération ; vous l'avez ſigné : *L'enfant étoit bien vivant, & a remué très-ſenſiblement, &c.* Sa vie ne s'eſt donc affoiblie, & ne s'eſt éteinte que dans & par vos mains.

» *Telle eſt l'idée préciſe qu'on doit ſe former de » cet accouchement. Une malheureuſe mere, auſſi » énormement difforme, porte dans ſon ſein un » enfant des deux tiers de ſon volume* ».

Annoncez-vous là un enfant dont, ſelon vous, *la vie étoit preſque éteinte par les altéra-*

tions reçues dans le ſein de ſa mere? Vous arrive-t-il ſouvent d'en recevoir de plus volumineux, même parmi les femmes les plus grandes & les plus robuſtes?

» *La matrice ne peut ſe développer que par une* » *diſtention incroyable des téguments qui ſe pro-* » *longeoient en pointe* ».

Plus haut j'ai expliqué ce méchaniſme, & j'ai fait voir que la matrice de la femme la plus difforme, ſe développoit avec autant d'aiſance que celle de la femme la mieux conformée. Lorſqu'une plus longue expérience aura deſſillé les yeux de M. Sigault, nous ſerons d'accord.

» *Elle eſt néceſſairement* (la matrice) ſou- » tient M. Sigault, *bleſſée par la mauvaiſe diſ-* » *poſition de la partie gauche du baſſin; la dame* » *Veſpres y reſſentoit des douleurs devant l'ac-* » *couchement, & c'eſt-là qu'on a trouvé le dépôt* » *mortel* ».

Une matrice qui, ſelon vous & ſelon moi, prominoit en pointe, devoit porter de toute ſa peſanteur ſur les muſcles abdominaux & ſur la peau, & non ſur la partie gauche plus que ſur toute autre. Dailleurs, vers la fin de toutes les groſſeſſes, & particulierement dans les baſſins bien conformés, la matrice eſt conſtamment appuyée ſur les parties oſſeuſes qui compoſent le détroit ſupérieur : elle n'en eſt jamais bleſſée. Pourquoi l'auroit-elle été par la partie gauche du baſſin, laquelle, quoique difforme, n'étoit pas plus dure que ne l'eſt le rebord oſſeux de tous les baſſins?

La femme Veſpres ne ſe plaignoit d'aucune

douleur à la partie gauche du baſſin avant l'accouchement. Celles que vous dites qu'elle y reſſentoit, ſont donc encore une ſuppoſition gratuite : on va le voir. J'ai prouvé la cauſe du dépôt mortel ; dois-je vous prendre pour modele, en me répétant ſans ceſſe ?

» *L'enfant, fortement ſerré de toutes parts,* » *végétoit à peine.....* »

Quoi ! vous faites encore ici, de cet enfant, une eſpece d'embryon, & il n'y a qu'un inſtant *il avoit les deux tiers du volume de ſa mere* (20 pouces.) Conciliez donc mieux les choſes, ou éloignez-les davantage.

» *Je penſe qu'on ne peut gueres le préſumer* » *autrement* ».

Je ſuis déſeſpéré, Monſieur ; mais l'on préſumera aiſément qu'un enfant, qui avoit 20 pouces de haut, n'a pas végété avec trop de peine dans le ſein de ſa mere.

» *Et j'oſe aſſurer que, vu ces conſidérations,* » *que je crois ſages & impartiales, tout autre* » *ſuccès, quelqu'opération qu'on eût faite, eût* » *été au-deſſus de l'Art* ».

Vous affirmez bien aiſément, M. Sigault ! Je ne vous imiterai pas. Je me borne à croire que les perſonnes de l'Art ne jugeront pas vos conſidérations auſſi ſages & auſſi impartiales que vous le dites. D'ailleurs, quel ſuccès avez-vous donc eu ? La mere & l'enfant n'exiſtent plus Croyez-vous que l'opération Céſarienne eût manqué de conſerver celui-ci, & n'eût pas été, plus que la Section, économe des jours de celle-là ? Votre opération a déjà fait plus de tort à la population que vous ne penſez : ce tort eſt réel, je le prouverai ailleurs ; mais qu'un autre que moi vous en rende reſponſable.

» *Cet événement, au reſte*, dites-vous, *prouve* » *juſqu'à quel point peuvent s'étendre les avan-* » *tages de la Section de la Simphyſe*, *puiſque*, » *par cette opération, j'ai extrait un enfant très-* » *volumineux & vivant, d'un baſſin très-étroit &* » *très-vicié* ».

Il ſemble que cet enfant ſoit ſoumis à la volonté de M. Sigault. Il augmente & diminue au moindre ſignal. Il n'y a qu'un inſtant : *L'enfant, fortement ſerré de toutes parts, végétoit à peine dans le ſein de ſa mere*, & le voilà tout-à-coup encore une fois *très-volumineux & vivant*, quoiqu'il ait ſingulierement ſouffert dans le trajet qu'il vient de faire ! Quelle contradiction, Monſieur ! ..... » *Cet événement prouve juſqu'à* » *quel point peuvent s'étendre les avantages de* » *la Section de la Simphyſe.* » Si deux cadavres ſont des garants admiſſibles d'une opération, vous méritez des Lauriers : ils ne le ſont pas ; que vous eſt-il dû ?

» *Qu'il me ſoit permis d'obſerver*, ajoute M. » Sigault, *que ſi je n'avois conſulté que mon in-* » *térêt particulier, je n'aurois point pratiqué la* » *Section de la Simphyſe ſur un ſujet auſſi monſ-* » *trueuſement conformé, & dans des circonſtan-* » *ces ſi critiques ; mais je n'ai eu en vue que le* » *bien de l'humanité* ».

On ne doit jamais conſulter ſon intérêt particulier, quand il eſt queſtion de celui de l'humanité ; *Salus populi ſuprema lex.* Les gens honnêtes se refusent à la seule idée de cette parité. Voulez-vous que je vous dise franchement ce que vous aviez à faire *sur un sujet aussi monstrueusement conformé* ? Suivre l'avis des deux Accoucheurs (M. Coutouly & moi) qui ne cessoient de vous répéter, avec cet empressement dicté par l'amour du bien : Ne pratiquez point la Section, elle exposera la vie des deux Etres que vous voulez y soumettre. La ténacité, qui vous a fait rejetter cet avis sage & impartial, nous a forcés de transgresser la loi ordinaire des Consultations, en mettant par écrit notre sentiment, pour qu'on apprît dans la suite qu'en cette occasion nous avions rempli la fonction de Consultants intégres, & libres de tout préjugé.

Nous avions donné notre avis séparément ; nous l'avions motivé, il avoit été discuté, nous avions lévé toute objection, & en toute autre circonstance on se fût certainement rendu à notre opinion. Les choses se sont-elles passées ainsi entre les Médecins consultants ? Leur consultation a vraiment quelque chose de singulier. A peine eûmes-nous cessé de parler, que M. Grandclas demanda à haute voix à M. Sigault s'il étoit sûr du succès de son opération ? Oui, répondit-il avec fermeté. Faites-là, lui repliqua celui qui avoit porté la parole : trois autres Médecins resterent muets, & sans attendre ce qu'ils diroient, sans savoir ce qu'ils pensoient, la Section de la Symphyse fut décidée. Ne voit-on pas dans cette maniere d'agir un parti pris, & non une consultation ?

A l'égard des circonſtances, le public apprendra qu'elles n'étoient pas critiques, non-ſeulement par les Certificats ci-joints, mais même parce qui vous a été dit en notre préſence. Vous devez vous rappeller, Monſieur, que le Mercredi 18 Novembre, étant chez la malade que vous veniez de panſer, & dont vous déſeſpériez, vous commençâtes, tenant le langage que vous tenez aujourd'hui, à aſſurer qu'elle avoit de la fievre avant l'opération, & ſur ce que nous vous repréſentâmes le contraire, parce que nous avions dans le tems tâté le pouls comme vous, votre ſubterfuge fut de chercher à nous perſuader que vous vous y connoiſſiez mieux que nous : encore ſi c'étoit l'unique chimere que vous ayez voulu prouver ! Mais non, vous ne rougîtes point d'affirmer que la malade l'étoit depuis quelque-tems, quoiqu'il y eût ſix ſemaines que vous ne vous en étiez occupé : auſſi votre audace révolta tous les aſſiſtants, & vous attira la diſgrace de vous entendre dire par ſa mere, & ratifier par le mari & pluſieurs autres perſonnes, qu'elle avoit été bien portante, & même très-gaie la veille. Il y a plus, elle avoit ſorti le même jour, & devoit encore ſortir le lendemain, jour de l'opération. Toutes ces vérités inconteſtables fixeront ſans doute les yeux du public, qui ſe trouvera inſulté par la maniere dont vous l'avez prévenu. La femme Veſpres étoit donc en parfaite ſanté lorſque vous l'avez opérée : pas le moindre doute à cet égard. Si ce point intéreſſant n'étoit pas vrai, vous en euſſiez pris acte dans le premier procès-verbal, & il feroit à la tête de votre brochure.

» *Je n'ai eu en vue*, dites-vous, *que le bien de l'humanité :* » je veux le croire. Cependant quand on a des vues auffi légitimes on fe comporte en général bien autrement que vous ne l'avez fait ! On raffemble les perfonnes de l'Art, on confulte celles qui jouiffent d'une réputation méritée, & qui ont une expérience confommée, & on fuit leurs confeils après avoir fû les pefer dans une jufte balance. Ayant négligé ces précautions que vous aviez pu prendre pendant cinq mois entiers, n'auriez-vous pas dû vous rendre aux fortes raifons des deux Accoucheurs confultés, & à l'avantage que leur donne fur vous le fréquent exercice d'un Art qui les occupe uniquement ? Vous direz peut-être que vous avez pourvu à tout. Oui, je fais que vous avez créé & confulté des Accoucheurs foi-difant tels quand ils fe trouvent en confultation pour des Sections de Simphyfes, mais qui ne feroient pas flattés que le public les en crût & les reftreignit à l'unique fonction qu'impofe l'Art des accouchements ; ils n'y gagneroient pas, & l'humanité y perdroit beaucoup. Ils exercent d'une maniere diftinguée la Médecine interne : en feroit-il de même s'ils pratiquoient les accouchements auxquels ils ne fe livrent nullement ? Mais quoi ? Il femble que la Section de la Simphyfe ait influé fur votre cœur, & fur votre efprit : depuis que vous la faites on ne vous a pas encore vu mander un feul Accoucheur avoué, ce à quoi vous ne manquiez pas auparavant. Un ſeul cas de ceux pour leſquels vous proclamez l'utilité de la Section, vous a été offert par deux Accoucheurs (MM. Millot & Marchais.) Vous éludâtes l'opération ſous les prétextes les plus frivoles. Il y a plus, vous écartez de vos Conſultations Simphyſiques ceux de vos Confreres qui ne tiennent point à votre ſentiment. M. Goubelly, Médecin diſtingué de votre Faculté, n'y a jamais été admis; vous en euſſiez cependant pu tirer des avis utiles. Souvenez-vous, Monſieur, que lorſqu'il vous fit, en ma préſence, des reproches honnêtes de ce que vous ne l'aviez pas mandé pour l'opération de la femme Souchot, vous lui tîntes ce langage : *Je ne l'ai pas fait, parce que je ſavois que vous n'étiez pas de mon ſentiment.* Que conclure de cette réponſe? Que vous n'admettez à vos Conſultations que ceux par qui votre opinion eſt careſſée. Sont-ce là, Monſieur, des vues d'humanité? Quoiqu'il en ſoit, le public voudra bien croire que je ne cherche point à vous en imputer d'autres. Mon but a été de démontrer que vous vous êtes mépris dans la marche que vous avez tenue à cet égard, & de vous tracer celle que vous aviez à ſuivre pour éviter le malheur qui vous eſt arrivé dans l'affaire de la femme Veſpres. Au reſte, Monſieur, je vous laiſſe en proie, non aux remords que pourroit vous cauſer la perte des deux Etres en queſtion, mais aux regrets d'avoir, aux dépens de la vérité, cherché à vous laver de cette perte, dont perſonne ne vous accuſoit, & qui n'exigoit de vous qu'un profond ſilence, tel que le gardoient par égard pour vous les Accoucheurs. Vous m'avez forcé de le rompre, & j'ai éclairé en face du public les infidélités dont votre Brochure est tissue.

Puissiez-vous, profitant de cette leçon, montrer plus de candeur dans l'Ouvrage que vous annoncez depuis si long-temps ! N'y perdez jamais de vue cette belle maxime de Séneque :

Quidquid scripturus es, scito te morum Tuorum, & ingenii, Chirographum dare.

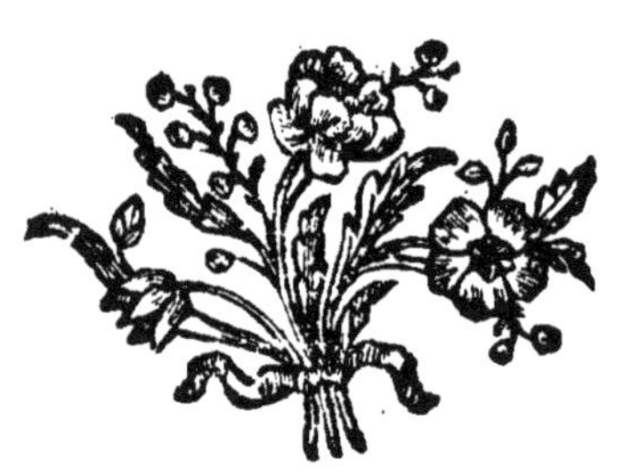

Les

LEs raiſons ſolides que j'ai données pour prouver l'intégrité de la ſanté de la femme Veſpres, à l'inſtant de l'opération, me diſpenſoient ſans doute de toute autre preuve ; cependant je n'ai pas cru devoir regarder avec indifférence celle qui réſulte des Certificats ſuivants : j'en ai conſervé le ſtyle ingénu, parce que j'imagine que ce n'eſt point ici le cas du Conſeil d'Horace.

Nec verbum verbo curabis reddere fidus interpres...

Certificat du mari de la femme Veſpres.

Je ſouſſigné, moi mari de la femme Veſpres, certifie que M. Sigault, accompagné d'un autre Médecin nommé Thouret, eſt venu voir ma femme chez moi, en préſence de Madame Mangin ſa tante, le 18 Juin 1778 ; & après l'avoir touchée ce jour dit, ſe ſont retournés en voiture dont ils étoient venu. Les ayant reconduit moi-même à la porte de l'allée, dont il m'a certifié qu'il répondoit de mon épouſe, & de l'enfant, ce qui m'a donné toute confiance en lui ; mais de préſent ſi j'étois pour me remarier je n'aurois aucune confiance à M. Sigault, & j'ajoute que depuis le jour de mon mariage, ma femme a toujours été bien portante juſqu'au jour de ſon accouchement, que tout voiſins prouveront & moi. J'ai ſigné, VESPRES.

Certificat de la mere de la femme Vespres.

Je soussigné, mere de la femme Vespres, certifie que ma fille s'est bien portée dans sa grossesse ; qu'elle ne m'a jamais dit avoir de douleur au ventre, qu'elle a toujours sortie à son ordinaire jusqu'à la veille qu'elle a été opérée ; que M. Sigault l'a vue pour la premiere fois, le 18 Juin, qu'il ne l'a pas vue les derniers six semaines ; que toutes les fois qu'il la voyoit, il lui promettoit que moyennant son opération, il lui répondoit de la mere & de l'enfant, & lui a même promis qu'il en seroit le parrein, en lui disant qu'elle en retireroit beaucoup d'avantage. Approuvé l'écriture ci-dessus que j'ai dictée. Veuve GAUDET.

Certificat des voisins de la femme Vespres.

Nous soussignés, certifions que la femme Vespres, qui a été opérée par le sieur Sigault, le 15 Novembre 1778, n'a eu aucune mamaladie ni indisposition pendant les trois derniers mois de sa grossesse, qui est le temps où elle a demeuré dans la maison du sieur Ballu, maître Serrurier, rue de la Bucherie ; que la veille même de l'opération, elle a été très-gaie, & que nous voisins, voisines & amis, l'avons vu, & qu'elle a travaillé & troté seule comme elle avoit fait pendant toute sa grossesse, & toute sa vie. BALLU. Femme BALLU. LE CLERC, Peintre. TISSIER, Emailleur. Femme PETIT, Limonadiere. ANNEST, Menuisier.

DE LA RUE, Fripier. Femme DEVAUX, Garde.

Certificat du Chirurgien de la femme Vespres.

Je soussigné, Chirurgien Interne de l'Hôtel-Dieu de Paris, certifie avoir vu la femme Vespres pendant sa grossesse jouissant d'une bonne santé, n'ayant d'autre incommodité que celles qu'ont assez ordinairement les femmes enceintes; l'avoir saigné deux fois durant sadite grossesse, & l'avoir vue les trois derniers jours précédents son accouchement dans le même état. En foi de quoi j'ai donné le présent Certificat.

A Paris ce 8 Janvier 1779. DE BLIGNY.

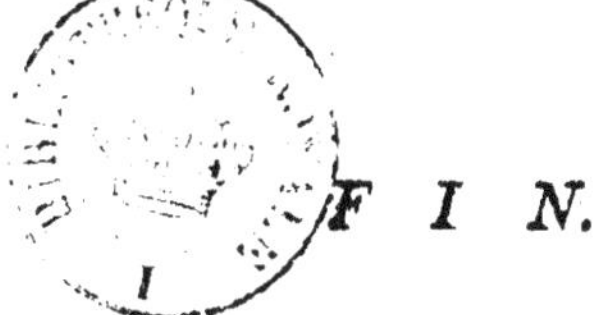

F I N.

www.ingramcontent.com/pod-product-compliance
Ingram Content Group UK Ltd.
Pitfield, Milton Keynes, MK11 3LW, UK
UKHW021105270726
13993UKWH00006B/1031

9 782329 341682